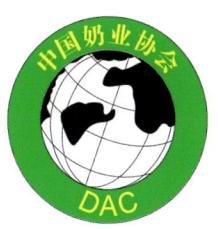

国家"学生饮用奶计划"推广公报（2025）

◎ 中国奶业协会　编

中国农业科学技术出版社

图书在版编目（CIP）数据

国家"学生饮用奶计划"推广公报 . 2025 / 中国奶业协会编 . -- 北京：中国农业科学技术出版社，2025. 7. -- ISBN 978-7-5116-7417-3

Ⅰ. R153.2

中国国家版本馆 CIP 数据核字第 202570MP27 号

责任编辑　金　迪
责任校对　王　彦
责任印制　姜义伟　王思文

出 版 者	中国农业科学技术出版社
	北京市中关村南大街 12 号　邮编：100081
电　　话	（010）82106625（编辑室）（010）82106624（发行部）
	（010）82109709（读者服务部）
网　　址	https://castp.caas.cn
经 销 者	各地新华书店
印 刷 者	北京地大彩印有限公司
开　　本	210 mm×285 mm　1/16
印　　张	8.25
字　　数	155 千字
版　　次	2025 年 7 月第 1 版　2025 年 7 月第 1 次印刷
定　　价	198.00 元

◀━━ 版权所有·侵权必究 ━━▶

《国家"学生饮用奶计划"推广公报（2025）》

编辑委员会

主　任　　沈建忠　刘亚清

副主任　　张智山　杨秀文　李　栋　周振峰　邵明君
　　　　　陈绍祜　丁　芳

委　员　（按姓氏笔画排序）
　　　　　王志耕　王国明　王根林　扎西索朗　代江鸥
　　　　　刘德君　刘德强　杜海涛　李自成　　杨利国
　　　　　吴大新　陈华杰　罗晓瑜　赵广生　　胡智胜
　　　　　南龙江　贺东昌　顾传学　徐　克　　徐　敏
　　　　　徐环宇　徐练海　黄艾祥　常　毅　　崔民河
　　　　　韩　强　谢小佳　谢秉锵　樊志坚　　颜远义

编写人员

主　编　　刘亚清

副主编　　李　栋　赵　伟　姚　远　罗　俊

编　者　（按姓氏笔画排序）
　　　　　王　丽　王　莹　王　鑫　邢海云　乔丽娥
　　　　　刘文娇　闫青霞　许凤莲　张　芳　张朔望
　　　　　陈　兵　范云琳　郑　粤　曹　正

实施"学生饮用奶计划"是世界上许多国家为改善学生营养和健康状况而采取的一种通用而有效的做法。2000年，原农业部等七部门联合启动实施国家"学生饮用奶计划"，在万般不易里，实现了学生饮用奶从无到有、从局部试点到全面推广、从大中城市到城镇农村的历史性发展。2013年，中国奶业协会承接推广工作后，贯彻"改善学生营养状况、提高学生健康水平"的宗旨，始终坚持把食品安全放在推广工作首位，对学生饮用奶生产企业由行政审批备案转变为标志许可使用，制定颁布了《国家"学生饮用奶计划"推广管理办法》（以下简称《办法》）和学生饮用奶系列团体标准，建章立制，做好顶层设计，并积极组织开展各类学生饮用奶营养科普和食育教育，全面推进学生饮用奶计划推广工作。

当前，国家"学生饮用奶计划"推广工作局面已发生较大变化，为让社会及时了解国家"学生饮用奶计划"的最新推广进展，以期对下一阶段的推广工作给予指导和参考，中国奶业协会特编撰了《国家"学生饮用奶计划"推广公报（2025）》（以下简称《公报》）。本公报在《国家学生饮用奶计划进展》《新时期国家学生饮用奶计划推广》

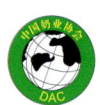

两本中国奶业白皮书的基础上系统梳理了国家"学生饮用奶计划"推广发展历程，全面解读了新修订《办法》和新制修订团体标准，客观展示了国家"学生饮用奶计划"取得的丰硕成果，生动介绍了我国学生饮用奶推广典型案例，简要总结了国内外值得推广的经验和做法，共包括国家"学生饮用奶计划"推广管理、国家"学生饮用奶计划"推广成效、国家"学生饮用奶计划"推广典型案例、国际学生饮用奶概览、附录及国家"学生饮用奶计划"大事记等六大部分。

迄今，国家"学生饮用奶计划"已顺利实施25年，在显著改善和提高学生营养健康水平的同时，对促进奶业现代化建设、培育消费群体也起到了积极作用。党的二十大报告提出，要"推进健康中国建设""把保障人民健康放在优先发展的战略位置"。在继往开来新的起点上，中国奶业协会将继续团结各方力量，积极践行"健康中国"战略，力争抓住百年大变局的历史机遇，创新未来，谱写国家"学生饮用奶计划"推广工作的新篇章！

衷心感谢社会各界为本《公报》编撰出版所提供的帮助和支持！限于编者的能力和水平，《公报》中难免有不足之处，敬请批评指正。

中国奶业协会

2025年7月

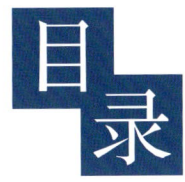

目录

一、国家"学生饮用奶计划"推广管理 001
- （一）国家"学生饮用奶计划"的启动实施 002
- （二）国家"学生饮用奶计划"的调整转变 004
- （三）国家"学生饮用奶计划"的创新提升 007

二、国家"学生饮用奶计划"推广成效 017
- （一）推广现状 018
- （二）推广经验 021

三、国家"学生饮用奶计划"推广典型案例 025
- （一）河北省推广案例 026
- （二）山东省推广案例 028
- （三）湖北省推广案例 030
- （四）广东省推广案例 032
- （五）云南省推广案例 034

四、国际学生饮用奶概览 037
- （一）国际学生饮用奶推广概况 038
- （二）典型国家推广案例 040

附　录 ··· 045

农业部 国家发展和改革委员会 教育部 财政部 国家卫生和计划生育委员会 国家质量监督检验检疫总局 国家食品药品监督管理总局关于调整学生饮用奶计划推广工作方式的通知 ·············· 046

国家"学生饮用奶计划"推广管理办法（2022年5月6日中国奶业协会第62号公告公布施行）·· 050

T/DAC 002—2017 学生饮用奶　奶源基地管理规范 ·············· 059

T/DAC 003—2017 学生饮用奶　生牛乳 ·························· 067

T/DACS 003—2022 学生饮用奶　巴氏杀菌乳 ···················· 071

T/DACS 004—2022 学生饮用奶　发酵乳 ·························· 075

T/DACS 005—2022 学生饮用奶　入校操作规范 ···················· 080

T/DACS 015—2024 学生饮用奶　中国学生饮用奶标志 ·············· 085

T/DACS 016—2024 学生饮用奶　纯牛奶 ·························· 092

T/DACS 017—2024 学生饮用奶　灭菌调制乳 ······················ 097

国家"学生饮用奶计划"推广规划（2021—2025年）················ 103

中国奶业协会关于积极申报国家"学生饮用奶计划"新增产品种类及规范推广管理工作的通知 ·· 108

中国奶业协会关于进一步加强国家"学生饮用奶计划"推广管理的通知 ··· 112

国家"学生饮用奶计划"大事记 ·· 117

一、国家"学生饮用奶计划"推广管理

（一）国家"学生饮用奶计划"的启动实施

1999年5月，国家食物与营养咨询委员会向国务院提出"由农业部牵头，会同教育部等有关部门组成领导小组，组织协调各部门和协会力量，实施包括学生奶在内的奶类行动计划"的建议。8月，原农业部发出《关于征求实施"学生奶计划"意见的函》，提出实施计划的具体方案。12月22日，国家科技教育领导小组办公室约请七部委（局）进行研究，就实施国家"学生饮用奶计划"的重大作用、基本条件、基本原则、工作方针等达成共识并报送国务院。1999年12月30日，国务院正式批准实施国家"学生饮用奶计划"。

2000年4月12日，国家"学生饮用奶计划"部级协调小组第一次会议召开，会议宣布由原农业部、教育部、原卫生部、原国家轻工业局、中宣部、原国家发展计划委员会、财政部、原国家质量技术监督局、国家食物与营养咨询委员会组成的国家"学生饮用奶计划"部级协调小组正式成立，办公室设在原农业部农垦局。2000年11月15日，原农业部、中宣部等单位在北京联合召开发布会，公布了《关于实施国家"学生饮用奶计划"的通知》《国家"学生饮用奶计划"暂行管理办法》等纲领性文件以及《中国学生饮用奶标志使用暂行管理办法》《中国学生饮用奶标志使用规范》等配套文件，后续又印发了《学生饮用奶定点生产企业申报认定暂行办法》，国家"学生饮用奶计划"实施工作逐步展开。

1. 运行模式

国家"学生饮用奶计划"启动实施后，形成了具有中国特色的"政府主导，企业运作，学校参与，有限竞争"的运行模式：

（1）政府主导。由政府部门制定统一的政策法规，统一认定定点企业，统一学生奶产品标准，统一部署工作和组织监管，统一组织大型的宣传活动等。

（2）**企业运作**。通过资格认定的定点生产企业按照规定标准生产学生奶并负责配送到学校，不能在市场销售。

（3）**学校参与**。教育部门参与配合"学生饮用奶计划"在学校的实施与落实，保障计划顺利推行。

（4）**有限竞争**。竞争主体仅限定点生产企业，竞争产品仅限定点企业按标准生产的、使用"中国学生饮用奶标志"的产品，竞争场所是实施学生饮用奶计划的学校，竞争方式主要通过主管机构招标。有限竞争防止过度无序竞争，便于规范和管理，有利于保障学生饮奶安全。

2. 原则方针

（1）**基本原则**。国家"学生饮用奶计划"的实施遵循"安全、营养、方便、价廉"的基本原则，即质量安全为重，推广富含营养的奶制品而非含乳饮料，产品便于配送饮用，价格低于市场同类同品质产品。

（2）**工作方针**。国家"学生饮用奶计划"的实施遵循"统一部署、规范管理、严格把关、确保质量"的工作方针，即国家"学生饮用奶计划"部际协调小组统一部署，制定相关规章制度，严把定点企业准入关，定点企业按照要求生产供应产品，有关部门行使监督职能，确保学生饮用奶质量安全。

（3）**实施步骤**。实施国家"学生饮用奶计划"坚持先试点后推广，先城市后农村的原则，在大的政策统一的前提下，允许具备条件的地区、城市、学校先推行，不具备条件的可以暂时不推行。

3. 管理要求

在上述运行模式和原则方针的框架下，为达到规范管理的目的，国家"学生饮用奶计划"通过一系列文件、规章对其运行做出了制度性要求。

（1）**管理机构**。成立中央、省、市三级协调组织和工作机构。国家一级成立由原农业部牵头、七部委为成员的学生饮用奶计划部际协调小组，下设办公室，其职能为制定政策，确定标准，组织审批认定学生奶定点企业（2004年后审批权下放省级政府有关部门），组织监督管理，开展宣传活动等；省、市级参照中央设立地方协调组织和工作机构。

（2）**定点认定**。对生产企业实行定点认定，通过认定的定点生产企业才具有生产供应学生饮用奶的资格。企业取得定点生产资格后，还要通过地方教育部门组织的招投标，才能向学校供应产品。

（3）**产品要求**。对供应入校的学生饮用奶产品，限定其种类为以生牛乳为原料、采用无菌灌装工艺及包装材料的灭菌乳和灭菌调制乳，不得使用或添加复原乳，固定产品规格。

（4）**统一标志**。学生饮用奶产品包装上印制"中国学生饮用奶标志"，以区别其他产品。在实施国家"学生饮用奶计划"的学校，只能饮用带有专用标志的学生饮用奶产品。

（5）**质量监管**。除对定点企业规定严格的准入条件和认定程序外，还建立质量安全责任制度，定期开展干部培训，要求企业通过 HACCP 体系认证，建立奶源基地管理规范，以及突发事件应急防范机制。同时加强对学生奶生产、配送和饮用的监督管理，保障产品质量和饮用安全。

（二）国家"学生饮用奶计划"的调整转变

2013 年 9 月 5 日，原农业部、国家发展和改革委员会、教育部、财政部、原国家卫生和计划生育委员会、原国家质量监督检验检疫总局、原国家食品药品监督管理总局联合发出《关于调整学生饮用奶计划推广工作方式的通知》，通知要求：将国家"学生饮用奶计划"推广工作整体移交给中国奶业协会，中国奶业协会应按照食品安全、奶业管理等相关法律法规要求，制定相关推广和管理办法，继续推进"学生饮用奶计划"的实施。学生饮用奶作为一般乳制品，统一纳入相关职能部门的生产和质量监管，确保学生饮用奶产品的质量安全。调整后，国家"学生饮用奶计划"由政府部门主导转变为政府倡导、行业协会引导，由政府部门全面管理转变为政府部门监督管理、行业协会推广管理。

一、国家"学生饮用奶计划"推广管理

1. 制定、修订管理办法

按照七部委(局)《关于调整学生饮用奶计划推广工作方式的通知》要求,中国奶业协会积极进行顶层设计,建章立制,使国家"学生饮用奶计划"在调整后有章可循、有规可依。2013年12月30日,中国奶业协会发布第1号公告,公布《国家"学生饮用奶计划"推广管理办法(试行)》(以下简称《办法》),从总体要求、推广运行、专用标志、生产企业、注册程序、质量管理、实施学校等方面作了规定,并对学生饮用奶标志的印制、注册文号也作了要求。试行版《办法》运行了三年多的时间,为国家"学生饮用奶计划"平稳过渡提供了制度保障。

2017年6月1日,中国奶业协会在公开征求意见的基础上公布了修订版《国家"学生饮用奶计划"推广管理办法》。2017修订版《办法》共9章76条,在试行版《办法》基础上调整了附录,增加了"法律责任"一章以及对学生饮用奶系列标准、奶源基地备案、延续注册、变更注册等规定,同时补充完善了部分条款。修订后的《办法》对申请使用中国学生饮用奶标志企业的奶源基地、生乳原料、加工能力、产品标准、质量管理、配送体系及制度制定等方面提出了更高的要求。

2. 颁布团体标准

参照奶业发达国家和地区标准,结合我国实际情况,中国奶业协会在2017年颁布了首批5项学生饮用奶系列团体标准,包括《学生饮用奶 中国学生饮用奶标志》《学生饮用奶 奶源基地管理规范》《学生饮用奶 生牛乳》《学生饮用奶 纯牛奶》和《学生饮用奶 灭菌调制乳》。

学生饮用奶系列标准在国家标准的基础上,提出更高的要求:《学生饮用奶 生牛乳》中,菌落总数、乳脂肪和乳蛋白质要求均高于我国《食品安全国家标准 生乳》,另外,增加了对生乳中体细胞数、嗜冷菌、耐热芽孢菌的指标要求(表1-1)。

表1-1 《学生饮用奶 生牛乳》主要指标与国家标准对照

类别	项目	国家标准	学生饮用奶标准
生牛乳	脂肪 （g/100g） ≥	3.1	3.6
	蛋白质 （g/100g） ≥	2.8	3.0
	菌落总数（CFU/mL） ≤	200万	10万
	嗜冷菌 （CFU/mL） ≤	无要求	1万
	耐热芽孢菌（CFU/mL） ≤	无要求	100
	体细胞 （个/mL）≤	无要求	40万

3.拓展推广途径

2015年，中国奶业协会联合中国学生营养与健康促进会启动"国家学生饮用奶计划推广示范学校"认定工作。截至2019年，共5批263所学校获得"国家学生饮用奶计划推广示范（标准）学校"称号，对全国的学生饮用奶及其他食品校内安全操作起到了示范、带动和辐射作用。

2016年，国务院教育督导委员会办公室在"农村义务教育学生营养改善计划专项督导报告"中提出"牛奶应选择带有'中国学生饮用奶'标识产品"，国家"学生饮用奶计划"与农村义务教育学生营养改善计划实现了衔接。凭借良好的声誉，学生饮用奶产品还进入了实事助学基金会项目和中国扶贫基金会的爱加餐项目扶助学校。

2017年，"中国小康牛奶行动D20牛奶助学公益助学活动"启动，学生饮用奶产品成为企业捐赠的主要产品。截至2020年，活动共向全国捐赠液态奶330.39万提、奶粉1.25万箱，总价值2.15亿元，惠及1.71万所中小学校，学生588.21万人次。

（三）国家"学生饮用奶计划"的创新提升

2018年,《国务院办公厅关于推进奶业振兴保障乳品质量安全的意见》发布，明确提出要"大力推广国家学生饮用奶计划，增加产品种类，保障质量安全，扩大覆盖范围"。2019年,《国务院关于实施健康中国行动的意见》发布，强调实施健康中国战略。随着两个《意见》的发布，国家"学生饮用奶计划"迎来新的历史发展机遇。中国奶业协会认真贯彻落实两个《意见》精神与要求，多措并举，努力开创推广工作新局面。

1. 启动新品试点 创新推广模式

2020年1月，中国奶业协会正式启动增加学生饮用奶产品种类试点工作，制定试点相关管理办法和团体标准，确定试点范围，科学、合理、稳妥开展试点运作。经过两年的试点，共有24家乳制品生产企业生产供应了巴氏杀菌乳和发酵乳试点产品，覆盖到河北、广东等11个省35个地级市，试点推广学校2135所，惠及近97万多学生，获得了师生及家长的一致认可。试点工作不但总结了可复制、可扩大的经验和做法，保障了新增产品推广的安全性和规范性，还培育了具有示范带动作用的学生饮用奶生产先进企业，创新了更为适合我国国情的学生饮用奶推广模式，为正式推广新增学生饮用奶产品种类和制修订管理办法及团体标准奠定了坚实的理论和实践基础。

2. 修订管理办法 健全管理制度

为进一步健全推广管理制度，适应国家"学生饮用奶计划"推广工作新形势的要求，2022年5月6日，中国奶业协会发布了新修订《国家"学生饮用奶计划"推广管理办法》，包括总则、组织管理、标志许可使用管理、奶源基地认证管理、监督管理、罚则和附则等7章，共64条。经中国奶业协会许可使用中国学生饮用奶标志的学生饮用奶产品专供学生在校饮用，学生饮用奶产品种类包括纯牛奶、灭菌调制乳、巴氏杀菌乳和发酵乳。

（1）**组织管理**。中国奶业协会负责国家"学生饮用奶计划"在全国的推广管理，专门成立国家"学生饮用奶计划"领导小组，负责"学生饮用奶计划"推广工作的管理、规划、组织、协调和指导等，下设办公室，负责日常工作。协会充分调动社会各界力量，共同推动学生饮用奶推广工作：各地方工作机构负责在其辖区的推广协调，不再另行制定有关管理办法，统一推进国家"学生饮用奶计划"实施，统一推广中国学生饮用奶标志使用；中国奶业协会各专业委员会为国家"学生饮用奶计划"推广工作提供专业技术支撑和政策咨询意见；实施国家"学生饮用奶计划"的学校负责本校学生饮奶组织工作和学生饮奶营养健康知识教育工作；学生饮用奶生产企业生产供应学生饮用奶产品，配合教育主管部门及实施学校做好学生饮用奶征订、入校等有关工作。

（2）**标志许可使用**。中国奶业协会实施中国学生饮用奶标志许可使用管理。乳制品生产企业自愿申请使用中国学生饮用奶标志，应具备学生饮用奶的生产场所和设备设施、质量管理和质量保证体系、专职或兼职工作管理人员、加工技术和工艺条件、配送和供应体系、奶源基地等申请条件。乳制品生产企业提交申请材料后，中国奶业协会组织进行中国学生饮用奶标志许可使用审查，包括申请材料审查、现场核查和综合评定，配套审查细则执行。

（3）**奶源基地认证**。中国奶业协会实施学生饮用奶奶源基地认证管理。奶牛场自愿申请学生饮用奶奶源基地认证，应符合乳品质量安全和生乳生产收购相关法律法规、学生饮用奶的奶源基地和生乳团体标准及具备与学生饮用奶生产企业签订有效期1年以上的生乳购销合同等申请条件。奶牛场提交申请材料后，中国奶业协会组织进行学生饮用奶奶源基地认证审查，包括申请材料审查、现场核查和综合评定，配套审查细则执行。

（4）**监督管理**。学生饮用奶作为一般乳制品，统一纳入国家相关职能部门的生产和质量监管。学生饮用奶生乳、产品及产品入校应符合相应团体标准。学生饮用奶生产企业应固定学生饮用奶生产线，生产前应进行学生饮用奶产品备案，通过参加教育部门或实施学校组织的招标等形式供应学生饮用奶产品，并在每学期对每个学生饮用奶产品种类和学生饮用奶生牛乳至少进行1次随机抽样送第三方检测机构检验，按时统计、提交每学期的学生饮用奶生产供应等数据，同时制定食品安全事故处置预案，建立学生饮用奶产品追溯体系，积极参加中国奶业协会组织的学生饮用奶相关活动。

（5）**加强推广管理**。为切实做好国家"学生饮用奶计划"新增产品种类申报及规范推广管理工作，2022年9月20日，中国奶业协会发布《关于积极申报国家"学生饮用奶计划"新增产品种类及规范推广管理工作的通知》，要求积极做好国家学生饮用奶新品申报工作，各地方学生饮用奶推广机构应积极为相关企业做好服务，组织做好新增学生饮用奶产品种类申报工作。同时要求全国统一推广"中国学生饮用奶标志"使用，各地方工作机构不可再另行制定有关推广管理规定和标准，统一推进国家"学生饮用奶计划"实施，统一推广"中国学生饮用奶标志"使用。

为进一步规范学生饮用奶生产企业推广行为，充分发挥各地方学生饮用奶计划工作机构的职能作用，确保国家"学生饮用奶计划"高质量实施，2025年5月16日，中国奶业协会发布《关于进一步加强国家"学生饮用奶计划"推广管理的通知》，对各省（自治区、直辖市）学生饮用奶工作机构（奶业协会）、各学生饮用奶生产企业提出，一要切实强化服务意识，落实推广责任；二要建立推广工作预案，防范安全风险；三要规范市场推广行为，严禁违规销售；四要严肃处理违规行为，落实退出机制；五要健全协同联动机制，形成监管合力；六要严格遵守法律规章标准，主动接受指导监管等六项推广工作要求。

3. 制修订团体标准 保障产品质量

2022年，中国奶业协决定新增巴氏杀菌乳、发酵乳两类学生饮用奶产品。为保障产品质量安全，提升产品营养健康水平，中国奶业协会参照奶业发达国家标准，在执行国家标准的基础上制定了《学生饮用奶 巴氏杀菌乳》《学生饮用奶 发酵乳》和《学生饮用奶 入校操作规范》三项团体标准，于2022年5月6日正式发布。

《学生饮用奶 巴氏杀菌乳》团体标准主要特点有：①明确了巴氏杀菌工

艺条件，要求在产品包装上标注巴氏杀菌温度和时间；设定了热处理评价指标，将加工后碱性磷酸酶检测阴性作为热处理强度下限的评价指标，以保证有效杀灭病原性微生物。②对标美国、欧盟等国家和地区对巴氏杀菌前混合生乳中菌落总数的要求，设定巴氏杀菌前生乳菌落总数≤30万CFU/mL。③提高了乳脂肪率和乳蛋白率指标要求，即乳脂肪（g/100g）≥3.6，乳蛋白（g/100g）≥3.0。④限定产品单件规格，设置产品单件净规格为125 mL、200 mL、250 mL。详见表1-2。

表1-2 《学生饮用奶　巴氏杀菌乳》主要指标与国家标准对照

类别	项目	国家标准	学生饮用奶标准
巴氏杀菌乳	原料	生牛（羊）乳	生牛乳
	生乳要求	符合生乳国标	符合学生饮用奶生牛乳团体标准
	巴氏杀菌工艺	未定义	定义工艺条件
	加工方式评价指标	无	碱性磷酸酶活性呈阴性
	巴氏杀菌前生乳菌落总数（CFU/mL）≤	无要求	≤3×10^5
	脂肪（g/100g）≥	3.1	3.6
	蛋白质（g/100g）≥	2.9	3.0
	标注巴氏杀菌工艺条件	无要求	要求
	包装规格	无要求	125mL、200mL、250mL

《学生饮用奶　发酵乳》团体标准主要特点有：①提高了风味发酵乳原料中生牛乳的含量比例，要求不低于90%；提高了产品乳脂率、乳蛋白率，要求乳脂肪（g/100g）≥3.2、乳蛋白（g/100g）≥2.7。②规定了糖类原料的使用限制与添加量。糖类原料仅限使用白砂糖，添加量不高于6%，并要求在产品标签上标注白砂糖的添加量。③提高了乳酸菌数，要求乳酸菌总数≥1×10^7 CFU/g(mL)（发酵后经热处理的产品对乳酸菌数不作要求）；规定了发酵后热处理产品微生物限量要求。④不使用营养强化剂；发酵后经热处理的产品可使用除甜味剂、防腐剂、食品用香料和香精之外的其他食品添加剂，其他学生饮用奶发酵乳产品不可使用食品添加剂。⑤限定了产品单件净规格，设置产品单

件净规格为 100g、150g、200g、250g。详见表 1-3。

表 1-3 《学生饮用奶 发酵乳》主要指标与国家标准对照

类别	项目		国家标准	学生饮用奶标准
发酵乳	原料		生牛(羊)乳或乳粉	生牛乳
	生乳要求		符合生乳国标	符合学生饮用奶生牛乳团体标准
	风味发酵乳中生乳含量		80% 以上	90% 以上
	食品添加剂		可添加	限制部分使用
	营养强化剂		可添加	不添加
	添加糖		无要求	仅限使用白砂糖 添加量不高于6%
	发酵乳理化指标	蛋白质(g/100g)≥	2.9	3.0
		脂肪(g/100g)≥	3.1	3.6
	风味发酵乳理化指标	蛋白质(g/100g)≥	2.3	2.7
		脂肪(g/100g)≥	2.5	3.2
		蔗糖(g/100g)≤	无要求	6.0
	微生物限量		热处理产品无不同规定	热处理产品有不同规定
	乳酸菌数[CFU/g(mL)]≥		10^6	10^7
	标签上强调的特定菌种数量[CFU/g(mL)]≥		无要求	10^6
	包装规格		无要求	100g、150g、200g、250g
	标识要求		无相关要求	标注白砂糖添加量及其他要求

《学生饮用奶 入校操作规范》团体标准主要特点有：对学生饮用奶入校时的宣传与培训、配送、仓储管理、领取与分发、饮用、回收、应急等工作进行了规定，引导国家"学生饮用奶计划"入校环节有序规范操作，保障学生在校饮奶安全。

2024 年，为配套新修订《国家"学生饮用奶计划"推广管理办法》，适应推广工作新形势，中国奶业协会对《学生饮用奶 中国学生饮用奶标志》《学生饮用奶 纯牛奶》和《学生饮用奶 灭菌调制乳》三项团体标准进行了修订，于 2024 年 10 月 14 日正式发布。

《学生饮用奶 中国学生饮用奶标志》团体标准主要修订内容有：①修改了

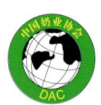

术语和定义中学生饮用奶和学生饮用奶标志的描述。② 修改了标志图案的相关描述，明确了标志的构成、各部分字体及标准色相。③ 修改了印制要求的相关描述。

《学生饮用奶 纯牛奶》团体标准主要修订内容有：① 修改了术语和定义中学生饮用奶的描述。② 修改了术语和定义中学生饮用奶纯牛奶的描述。③ 删除了对产品无菌包材保质期的要求；将"中国学生饮用奶标志许可使用注册文号"相关要求修改为"中国学生饮用奶标志许可使用证书编号"相关要求；删除了"不准在市场销售"标注要求。

《学生饮用奶 灭菌调制乳》团体标准主要修订内容有：① 修改了术语和定义中对学生饮用奶灭菌调制乳的描述，将生牛乳使用量提高到不低于90%，要求采用超高温瞬时灭菌工艺。② 提高了产品乳脂率、乳蛋白率，即乳脂肪（g/100g）≥ 3.2、乳蛋白（g/100g）≥ 2.7。③ 要求避免使用可能对儿童健康产生不良影响的原料。④ 不使用营养强化剂，其他食品添加剂在使用时应具有工艺必要性。详见表1-4。

表1-4 《学生饮用奶 纯牛奶》《学生饮用奶 灭菌调制乳》主要指标与国家标准对照

类别	项目	国家标准	学生饮用奶标准
纯牛奶	脂肪（g/100g）≥	3.1	3.6
	蛋白质（g/100g）≥	2.9	3.0
灭菌调制乳	生乳含量	80%以上	90%以上
	脂肪（g/100g）≥	2.5	3.2
	蛋白质（g/100g）≥	2.3	2.7
	复原乳	可使用、可添加	不使用、不添加
	营养强化剂	可添加	不添加
	其他要求	无要求	避免使用可能对儿童健康产生不良影响的原料
		无要求	其他食品添加剂在使用时应具有工艺必要性

4. 发布推广规划 确立发展目标

2020年12月，中国奶业协会发布《国家"学生饮用奶计划"推广规划（2021—2025年）》（以下简称《规划》）。《规划》强调国家"学生饮用奶计划"的战略地位，确定了推广总体目标，明确了强化质量安全意识、增加产品种类、加强信息化建设、强化业务培训、严格标志使用管理、规范注册管理、完善规章制度、加强科技合作、加强宣传教育、动员社会力量及扩大国际交流等11项主要任务，是指导"十四五"乃至更长一个时期国家"学生饮用奶计划"推广的纲领性文件。

5. 升级信息系统 提高管理效率

2022年，中国奶业协会依据新版《国家"学生饮用奶计划"推广管理办法》，对国家"学生饮用奶计划"推广管理信息系统进行了升级，分设"中国学生饮用奶标志许可使用申请系统""学生饮用奶奶源基地认证申请系统"两个子系统，新申请企业或奶源基地可在系统查看进度，并能通过弹窗、短信和邮件接收审核进度通知和审核结果，持证企业或奶源基地除上述功能外，还可进行证书管理和数据填报。同时还配套了《中国学生饮用奶标志许可使用申请材料要求（试行）》《学生饮用奶奶源基地认证申请材料要求（试行）》两份申请指南，以便企业明晰申请要求，顺畅审核流程。此外，推广管理信息系统还对标志许可使用申请审查程序、学生饮用奶奶源基地认证程序、学生饮用奶生产供应数据统计等功能进行了优化，进一步提高了学生饮用奶推广管理效率。

6. 充实专家队伍 强化技术支撑

国家"学生饮用奶计划"顺利实施以来，专家在相关制度及标准制修订、中国学生饮用奶标志许可使用及学生饮用奶奶源基地认证的材料审查与现场核查、相关课题研究与调研考察，以及科普宣传与危机应对中，发挥了至关重要的作用。2023年，为进一步发挥专家专业技术支撑和政策咨询等作用，保障国家"学生饮用奶计划"有序推进，中国奶业协会面向科研机构、高水平研究型大学、重点实验室等单位，在乳品设备设施、乳品工艺技术、乳品研究开发、乳品质量安全、乳品检验检测、牧场设备设施、奶牛繁育、动物营养、动物医学等相关领域遴选行业专家，扩充国家"学生饮用奶计划"专家库，夯实技术支撑力量，为发展壮大国家"学生饮用奶计划"推广工作奠定了坚实基础。

7. 开展专题调研 研究推进举措

2021年6月，中国奶业协会配合农业农村部畜牧兽医局，做好政协十三届全国委员会第四次会议第4825号提案办理工作，组织专家赴河北、江苏、山东等7个省份开展实地调研，对北京、河南等9个省份进行了书面调研，深入掌握国家"学生饮用奶计划"推广情况。此次调研对学生饮用奶的奶源基地建设、质量安全、市场需求和新增产品种类试点推广等情况进行了总体评价，总结了近年来学生饮用奶推广工作成效以及各地成功推广经验和典型模式，并针对制约问题和短板进行了探索研究，为后续相关政策制定和政府决策提供了重要参考和依据。

8. 加强宣传教育 提升社会认知

中国奶业协会积极采取了多种创新宣传方式，普及学生饮用奶营养知识，提升社会大众认知。一是有效利用媒体资源。借助中国奶业协会"一网一报两微两刊"综合信息宣传平台，联合新华网、人民网等权威媒体及行业媒体，积极倡导科学饮奶，客观展示学生饮用奶推广成效。二是高质量举办学生饮用奶会议。2018年以来，中国奶业协会相继举办了增加产品种类试点启动会、学生饮用奶工作会及管理办法和团体标准制修订评审会等多项会议，面向行业、公众宣贯学生饮用奶推广阶段性工作，增强凝聚力和影响力。特别是2020年召开的国家"学生饮用奶计划"实施20年会议，会上首发的公益宣传片和画册在社会上引起了强烈反响。2023年国家"学生饮用奶计划"工作会议部署了下一阶段六项重点工作，地方学生饮用奶计划工作机构、学生饮用奶生产企业及实施学校等代表分享了推广工作的开展特色，以及典型经验与做法。三是充分肯定企业推广成果。2020年，中国奶业协会对87家学生饮用奶生产企业或集团公司予以通报表扬，授予"中国学生饮用奶——学生营养改善贡献企业"荣誉称号，肯定其为学生营养改善事业所作出的突出贡献。四是积极鼓励开展宣传活动。中国奶业协会充分调动学生饮用奶生产企业积极性，发挥其主动性和创造性，鼓励积极开展营养科普、食育教育、工厂参观等宣传推广活动，开拓培育学生饮用奶市场。

二、国家"学生饮用奶计划"推广成效

国家"学生饮用奶计划"实施二十五年来，在农业农村部、教育部等有关部门的支持下，各地方工作机构、实施学校、学生饮用奶生产企业以及社会各界的共同努力下，积极稳妥推进，成效显著！

（一）推广现状

1. 生产能力跃上新台阶

截至2025年6月，获得"中国学生饮用奶标志"许可的乳制品生产企业共176家，日处理生乳总能力9.4万吨，隶属98家集团公司。2024学年，学生饮用奶产品生产总量100.1万吨，其中学生饮用奶纯牛奶63万吨，占比62.9%；学生饮用奶灭菌调制乳25.3万吨，占比25.3%；学生饮用奶巴氏杀菌乳2.3万吨，占比2.3%；学生饮用奶发酵乳9.6万吨，占比9.6%（图2-1）。2024学年，学生饮用奶产品总产值83.7亿元，其中学生饮用奶纯牛奶52.3亿元，占比62.5%；学生饮用奶灭菌调制乳17.1亿元，占比20.4%；学生饮用奶巴氏杀菌乳2.9亿元，占比3.5%；学生饮用奶发酵乳11.4亿元，占比13.6%（图2-2）。

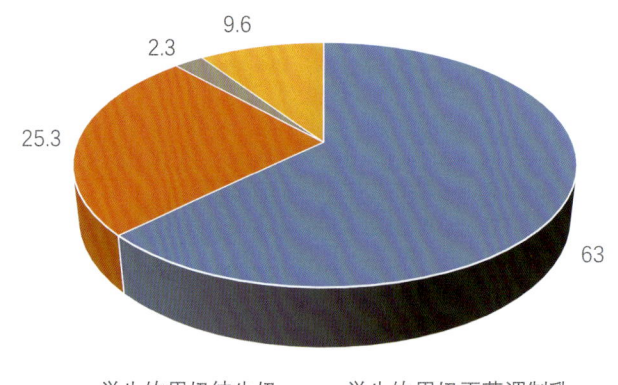

图2-1　2024学年不同种类学生饮用奶产品生产量（单位：万吨）

二、国家"学生饮用奶计划"推广成效

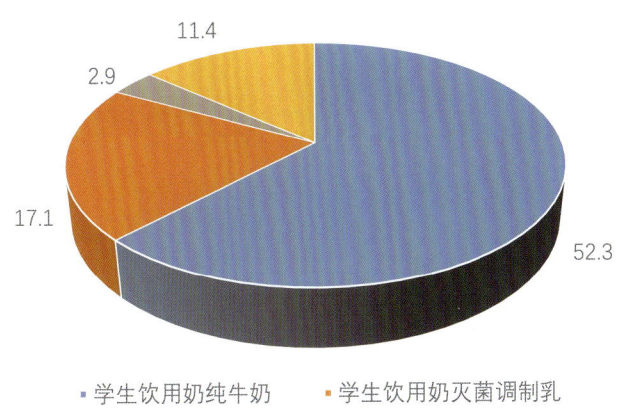

图 2-2 2024 学年不同种类学生饮用奶产品产值（单位：亿元）

2. 供应水平得到新提升

全国学生饮用奶在校日均供应量从 2001 年的 50 万份，增长到 2024 年的 2672 万份（图 2-3），其中结合营养改善计划供应 1158 万份（占比 43%），自主征订供应 1515 万份（占比 57%）（图 2-4），惠及 3134 万名学生，从最初的北京、天津、上海、广州、沈阳 5 个试点城市覆盖到全国 31 个省（自治区、直辖市）的 101770 所学校。

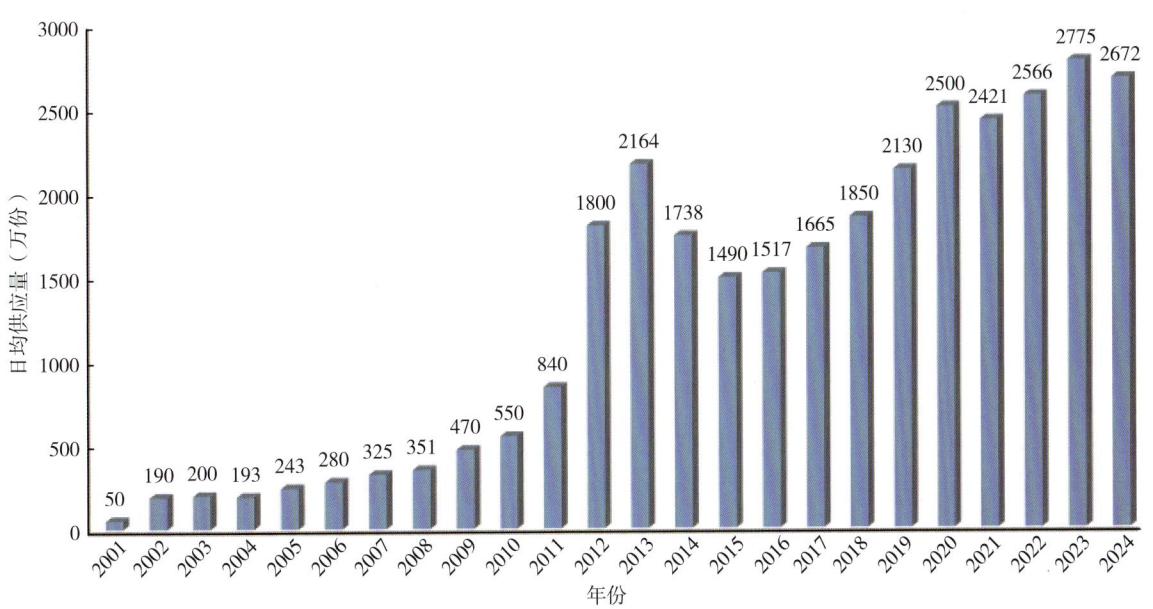

图 2-3 2001—2024 年全国学生饮用奶日均供应量

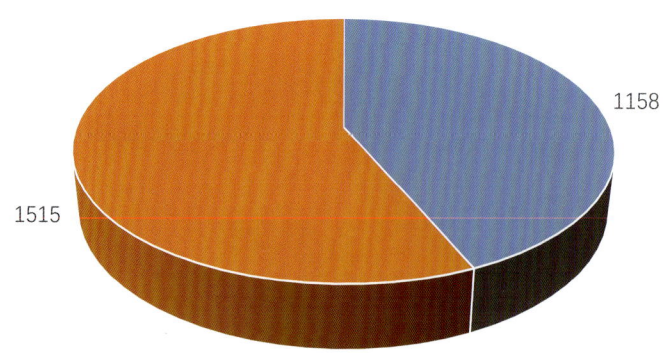

图 2-4　2024 年不同征订类型学生饮用奶日均供应量（单位：万份）

全国不同省（自治区、直辖市）学生饮用奶供应量和覆盖学生数量差异较大。2024 学年，学生饮用奶日均供应量超过 100 万份以上的省份包括 8 个，依次是河北、广东、山东、河南、湖北、黑龙江、江苏和广西；覆盖学生人数超过 100 万名的省份包括 12 个，依次是河北、广东、山东、贵州、河南、湖北、浙江、湖南、江苏、黑龙江、云南和四川（表 2-1，表 2-2）。

表 2-1　全国不同省（自治区、直辖市）学生饮用奶日均供应量分布

日均供应量	省（自治区、直辖市）
300 万份以上	河北、广东
100 万～200 万份	山东、河南、湖北、黑龙江、江苏、广西
50 万～100 万份	湖南、云南、四川、浙江、贵州、吉林、陕西、辽宁、安徽、甘肃、新疆、山西
10 万～50 万份	内蒙古、西藏、江西、北京、海南、宁夏、上海
10 万份以下	青海、重庆、天津、福建

表 2-2　全国不同省（自治区、直辖市）学生饮用奶计划覆盖学生人数分布

覆盖学生人数	省（自治区、直辖市）
300 万名以上	河北、广东
200 万～300 万名	山东、贵州
100 万～200 万名	河南、湖北、浙江、湖南、江苏、黑龙江、云南、四川
50 万～100 万名	广西、吉林、陕西、安徽、辽宁、甘肃、新疆、山西
10 万～50 万名	内蒙古、北京、江西、西藏、海南、重庆、宁夏、上海
10 万名以下	福建、青海、天津

二、国家"学生饮用奶计划"推广成效

实施国家"学生饮用奶计划"是一项关系国家、民族根本利益的长远大计，是一项必须长期坚持下去的重要战略计划。当前，"健康中国"已上升为国家战略，未来政策和资源必定会向大健康领域倾斜；我国儿童营养不良状况尚未根本解决，学生营养改善工作任重道远，学生饮用奶计划的作用举足轻重。与此同时，我国奶业素质全面提升，政府营养改善补贴政策利好，为加大学生饮用奶计划推广力度奠定坚实基础。

（二）推广经验

国家"学生饮用奶计划"的实施，是基于对我国奶业生产水平显著提高的深刻把握，是基于对国际学生营养改善潮流的深刻洞察，是基于对儿童青少年营养健康需求的深刻体悟。研究国家"学生饮用奶计划"实施实践，有以下六点基本经验。

1. 呼吁政府重视是前提

党和国家的领导历来十分重视青少年的营养健康状况，支持奶业发展。政府的高度重视和积极倡导，有利于加大学生饮用奶计划的推广力度，凡是各地、各级政府出台支持学生营养改善政策文件的地区，学生饮用奶计划推广工作普遍做得较好，有利于开创推广新局面。因此，各级政府应该继续加强对学生饮用奶计划的支持和指导，为青少年营养健康提供有力的政策保障。

2. 确保质量安全是根本

学生饮用奶由于是中小学生在学校集体集中饮用，具有群体特殊性和场合特殊性，对质量安全提出极高的要求，受到社会各界广泛关注。一旦发生质量安全事件，所有工作将毁于一旦。学生饮用奶生产企业要始终把质量安全放在首位，始终遵循有关法律法规和食品安全标准，始终恪守"安全第一、质量至

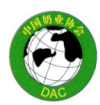

上"的原则,诚信自律、居安思危,确保学生饮用奶产品质量安全并随时接受政府有关部门的监督和检测。

3. 发挥企业作用是核心

学生饮用奶生产企业是学生饮用奶的生产供应方,承担食品安全主体责任,在实施国家"学生饮用奶计划"中处于核心地位。始终要充分调动、保护和发挥生产企业的积极性,让生产企业发挥自身优势、主动开展工作,各级学生饮用奶工作机构应积极为生产企业提供服务,尽可能地帮助企业开展推广工作,增创推广新优势。此外,生产企业还应该加强与其他相关方的沟通和协作,如与原料奶供应商建立稳定的合作关系,与物流配送商协调好运输和配送环节,与教育部门和学校建立良好的合作伙伴关系等。学生饮用奶生产企业的积极性和责任心是学生饮用奶计划能否顺利实施的重要保障。

4. 依靠社会力量是基础

学生饮用奶计划推广涉及奶业全产业链,涵盖养殖、加工、消费,从原料奶收集、加工到配送入校,产业链条长、涉及环节多、消费群年幼、社会影响大,是一项系统工程。要充分发挥市场在资源配置中的决定性作用,推动各类市场主体参与服务供给,动员和依靠更多社会力量参与推广实施,重视发挥各方面的积极性,协调好各方关系,保障推广成效。例如,可以利用社会公益组织、媒体等平台,宣传学生饮用奶的意义和好处,提高社会公众的认知和支持度;可以与科研机构、专家学者等合作,开展学生饮用奶的科学研究和评估,提高学生饮用奶的科学性和有效性。

5. 获得学校支持是关键

学生饮用奶是直供学校,学生在学校饮用的乳品,学校自然是学生饮用奶计划实施中的关键环节。实践证明,没有教育部门和学校的积极参与和配合,学生饮用奶计划就不可能顺利推行。要积极配合学校食物营养健康教育,通过多种形式开展饮奶营养知识普及,增强学生健康意识。充分发挥教育机构资源优势，争取让更多的学校和家长充分认识到学生饮用奶计划的重要意义，激活推广新动力。同时，要尊重和理解学校的实际情况和需求，为学校提供灵活多样的饮奶方案和服务，通过与学校紧密合作，形成有力的联动机制，为学生饮用奶计划的成功推广提供有力保障。

6. 借鉴国际经验是捷径

实施"学生饮用奶计划"必须立足于中国国情，同时相互学习借鉴国际经验，构建推广新格局。总结世界各国学生饮用奶推广的经验和做法，虽然各有特点，但是改善和提高学生营养健康的初衷一致，不同中又有许多共同之处，值得借鉴和参考。牛奶是世界公认改善儿童营养健康不可或缺的重要食品。今日喝奶儿童将成为未来乳制品市场的主要消费者。因此，我们应该借助国际合作平台和渠道，加强与其他国家和地区在学生饮用奶领域的交流和合作，共享经验和资源，共同促进全球儿童营养健康水平的提升。

三、国家"学生饮用奶计划"推广典型案例

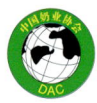

国家"学生饮用奶计划"实施25年来,各地政府、工作机构、学生饮用奶生产企业按照相关制度文件、标准规范的要求,结合本地实际,积极开展工作,取得了良好成效,积累了宝贵经验,现将典型省份主要经验做法介绍如下。

(一)河北省推广案例

在推广国家"学生饮用奶计划"过程中,河北省紧抓实施农村义务教育学生营养改善计划新机遇,出台了一系列政策措施,明确职责分工、强化协调配合、保障资金投入、规范标准运作,实现了突飞猛进的发展。2024年,河北省学生饮用奶日均供应量达379万份,覆盖学生人数405万名,均居全国首位。

1. 政府高度重视学生营养工作

2012年3月,河北省率先在保定、张家口、承德三个设区市的22个试点县启动了农村义务教育学生营养改善计划。后续河北省政府有关部门多次发文,逐步扩大学生营养改善计划试点的覆盖范围,并提高了补贴标准。2019年2月26日,河北省教育厅、财政厅、发展和改革委员会、农业农村厅印发《关于在全省农村小学生中实施营养改善计划地方试点的实施方案》,明确从2019年秋季学期开始,在原有试点区域基础上,将全省剩余17个省级贫困县和86个非贫困县(区)农村(不含市辖区所属农村)小学生纳入学生营养改善计划试点范围。至此,河北全省农村小学生都享受到了政府提供的免费"营养餐"。

2. 学生营养改善计划与国家"学生饮用奶计划"紧密结合

河北省启动营养改善计划试点工作之初,并未明确学生营养餐的供餐形式,部分学校采用食堂供餐,另一部分则采用课间加餐的方式。2019年,营养改善计划覆盖全省农村中小学生后进一步明确了加餐模式和补助额度,明确供餐模式采取课间加餐模式,即在课间为学生提供一盒学生饮用奶和一个熟鸡蛋。资金补助方面每生每年补助500元,要求专项资金全部用于为学生提供等值优质的食品,不得以现金形式直接发放给学生个人和家长,不得用于劳务费、宣传费、运输费等工作经费。后续,河北省教育厅等部门又印发了《17个省级贫困县农村义务教育学生营养改善计划提标扩面实施方案》等文件,将补助标准提升到每生每年800元,同时将农村初中生纳入计划实施范围。由此,国家"学生饮用奶计划"和营养改善计划实现了紧密结合,学生饮奶得到了稳定的政策和资金支持。

3. 强化质量和安全意识

为保证学生饮用奶安全优质、物美价廉,河北省从源头和过程上做好食品安全监管。监管部门、推广机构和学生饮用奶生产企业高度重视奶源基地建设,强化标准落实,提高奶源基地标准化水平,保障生乳质量。充分发挥专家和专业技术人员的作用,在饲养、繁育、防疫、加工等不同领域加强技术指导,注重全产业链整体提升。入校的学生饮用奶实行"四统一"政府采购,即统一招标、统一采购、统一分配、统一运送,减少中间环节,降低采购成本,确保采购质量。

4. 保障学生饮用奶供应能力

自河北省启动农村义务教育学生营养改善计划以来,君乐宝集团、天香乳业、河北三元等河北省内学生饮用奶生产企业纷纷在政策利好的刺激下扩大学生饮用奶生产供应能力,目前河北省学生饮用奶奶源基地已达到83家,数量居全国各省(自治区、直辖市)前列,学生饮用奶生产企业数量达到12家,日处理生乳能力(两班)超8000吨。充足的产能和原料奶供应保障了河北400多万名学生的在校饮奶需求。

(河北省学生饮用奶工作机构供稿)

（二）山东省推广案例

据统计，山东省16地市全部不同程度开展国家"学生饮用奶计划"，范围覆盖到全省100个区县，每天超过200万名儿童在校饮用学生奶。山东省内获准使用中国学生饮用奶标志企业20家，数量居于全国首位，日处理生乳总能力（两班）超过11000吨，分布在全省10个地市；经认证的学生饮用奶奶源基地37家，泌乳奶牛总存栏超5万头，日均供应生乳超1500吨。

1. 优化国家"学生饮用奶计划"政策环境

领导重视，奠定推广基础。2001年山东省开始启动"学生饮用奶计划"，2015年，在时任省委副书记王军民同志的关心支持下，山东省农业厅等七部门联合发出《关于调整学生饮用奶计划推广工作方式的通知》，将山东省"学生饮用奶计划"推广工作整体移交给山东省畜牧协会，具体工作由奶业分会承担。**部门配合，贯通推广路径。**在学生饮用奶推广过程中，各部门协同配合，建立了顺畅的信息沟通机制。省教育厅积极作为，下发《关于继续做好学生饮用奶计划宣传推广工作的通知》等文件，积极协助做好"学生饮用奶计划"推广工作。**层层推进，优化推广环境。**《山东省加快推进奶业振兴实施方案》提出"推广学生饮用奶。支持乳制品生产企业直供学校、幼儿园，品种以巴氏杀菌乳、低温酸乳为主，尊重消费单位选择权。发挥行业协会作用，加强品牌推介。"2024年，山东省畜牧兽医局、山东省发展和改革委员会、山东省教育厅等十部门联合印发《推进奶业高质量发展十条措施》，其中要求"加大消费宣传引导，支持"学生饮用奶计划"，发挥行业协会作用，加强品牌推荐"。

2. 加强宣传，着力营造良好推广氛围

加强正面宣传，合理引导舆论，增强社会对推广学生饮用奶工作的普遍认知。以全民营养周、全国食品安全宣传周、"5·20"全国学生营养日、"6·1"国际牛奶日等为契机，大力开展多渠道、多形式的主题科普宣教活动。连续多年组织举办"好牛奶就在你身边"——山东省乳品企业优秀品牌展活动，成功策划举办了五届山东奶业文化艺术节，宣传饮奶知识，科学引导消费。2025年5月20日，山东省畜牧协会奶业分会与山东省学生营养与健康协会联合组织开展了奶类营养健康进校园主题宣传活动，活动着眼严把学生就餐食品安全关、营养搭配关，展示了山东省"好牛、好奶、好品牌"的奶业发展成就，宣传了学生饮用奶产品品牌，促进奶业生产、消费、营养、健康协调发展。

3. 发挥企业主体作用，创新推广手段

鼓励、联合企业积极创新手段，开展营养科普、食育教育、工厂参观等宣传推广活动，展示奶业行业及企业良好形象，开拓市场。青岛迎春乐乳业立足城阳区小学的足球文化，把喝奶与健康、喝奶与运动结合起来，组建了迎春乐小学足球队，取得良好反响；新希望琴牌乳业在胶州开展了各种丰富多彩的进校园活动，学生饮用奶进校园搞得有声有色；佳宝乳业和银香伟业集团则是请进来，请学生和家长来公司实地参观考察，每年组织数万名中小学生，到企业进行参观，现场感受奶牛养殖、乳品加工的过程，增进孩子们对牛奶的了解，提高饮奶积极性。

（山东省学生饮用奶工作机构供稿）

（三）湖北省推广案例

湖北的学生饮用奶推广工作从 2003 年开始在全省各地分步实施，在政府部门、推广机构、生产企业等各方协同努力下，目前已覆盖全省 17 个地市州，覆盖率 100%。学生饮用奶在校日均供应量从 2003 年启动时的 30 万份增长到 2024 年的 160 多万份，湖北省近 200 万名学子因此受益。

1. 政府重视 筑牢推广基础

湖北省政府分别于 2020 年、2021 年、2022 年和 2024 年 4 次将推广"学生饮用奶计划"工作写入《政府工作报告》，各地市积极响应跟进。武汉市启动实施学生饮用奶"三年提升行动"。黄冈市连续多年将推广国家"学生饮用奶计划"写入市《政府工作报告》，并配套出台实施方案等文件，以政策的一贯性确保了工作的连续性。襄阳、宜昌、孝感、随州、荆州、荆门、鄂州等地市也积极出台系列政策，全省范围内形成了推广国家"学生饮用奶计划"的强大政策合力。

教育部门积极配合国家"学生饮用奶计划"在湖北省的开展，2022 年 6 月 29 日，湖北省教育厅印发《省教育厅关于进一步做好国家"学生饮用奶计划"推广管理工作的通知》将巩固提升国家"学生饮用奶"覆盖率、强化"学生饮用奶"质量安全管理等重点工作任务进一步分解细化，持续扩大受益学生群体，加速"健康湖北"建设进程。

2. 产销互促 构建推广新格局

随着国家"学生饮用奶计划"在湖北的迅速推广，龙头乳企在过去布局的基础上，纷纷在湖北追加投资、提升产能。自 2005 年以来，伊利集团在黄冈已累计投资近 50 亿元，建有生产基地 3 座、牧场 2 座，拥有各类生产线 51

条，黄冈已成为除呼和浩特总部以外拥有最多伊利工厂的城市，综合产能和效能位居全国第一方阵前列。2020年9月，蒙牛集团与武汉临空港区签署协议，追加投资20亿元，建设复合型现代化乳品工厂，产品涵盖低温酸奶、鲜奶等三大品类。

除了伊利、蒙牛、光明、维维等集团企业在湖北省的生产基地，本土企业近年来也积极参与到国家"学生饮用奶计划"的推广中，向阳湖兴兴奶业、惠尔康扬子江乳业、忠厚乳业先后申请并获许使用中国学生饮用奶标志。湖北已形成领军乳企核心产能基地和地方中小企业多点开花的互补格局，满足了不同学生消费群体的饮奶需求。

3. 着力宣传 营造良好氛围

各学生饮用奶生产企业把学生饮用奶知识普及作为营养健康教育的重要内容，聘请营养专家结合不同学龄段学生特点开发特色课程及营养知识公益系列讲座，对教师和学生进行巡回宣讲，蒙牛还制作了学生饮用奶实施校园采访、知识普及短视频，通过家委会进行推送，让家长直观感受学生在校饮奶的必要性、安全性。伊利对黄冈近10万人次的教职员工进行了多轮集中培训，讲明、讲透国家"学生饮用奶计划"的内容、意义及相关要求。

在开学日、世界学生奶日、中国学生营养与健康发展大会等节点，在《长江日报》《湖北日报》等权威媒体刊发相关新闻报道，营造国家"学生饮用奶计划"良好的推广氛围。同时还高度重视新兴媒体的运用，在更大范围内宣传普及科学饮奶知识。

4. 奉献公益 树立良好形象

疫情期间，在奶协的领导下，学生饮用奶生产企业及协会成员投身疫情防控一线，积极参加抗疫工作，多方筹集口罩、消毒液、红外测温仪等防疫物资，并向一线医生和教育工作者赠送牛奶，总计捐赠价值692万余元，为全省打赢抗疫战贡献力量。2022年10月，蒙牛集团为武汉10所农村中小学援建了10间"蒙牛希望卫生室"，以改善农村学校校园卫生环境，保障青少年健康成长。

伊利集团先后参与、支持和赞助了"牛奶与健康"少儿绘画和作文比赛、学生饮用奶奶盒创意手工作品比赛、黄冈市运动会、湖北省青少年校园初中足球联赛等多项重大活动和赛事，彰显了"学生奶与老区孩子成长相伴"的品牌形象。

（湖北省学生饮用奶工作机构供稿）

（四）广东省推广案例

广东省是最早开展实施国家"学生饮用奶计划"的试点省份之一。目前，共有本地学生饮用奶生产企业 12 家，日均供应学生饮用奶超过 300 万份，省内配套的学生饮用奶奶源基地共 19 个，饲养奶牛超 40000 头，每日生产供应符合学生饮用奶标准的生牛乳 500 多吨。20 多年来，广东省持续推进国家"学生饮用奶计划"，积累了广泛的经验。

1. 结合本地特点 推进低温学生饮用奶入校

广东是我国人口、经济和消费大省、强省，推广国家"学生饮用奶计划"有深厚的基础和广阔的前景。广东饮食崇尚新鲜，在奶品消费上则体现为以低温产品为主。2019 年底，中国奶业协会启动了增加学生饮用奶产品种类试点工作，以燕塘、晨光、风行为代表的广东省学生饮用奶生产企业积极申请加入试点企业队伍中来，充分发挥经验优势，在试点工作中不断探索新的方式方法，积累了丰富的低温奶品的生产、配送和入校操作经验。同时广东省协同周边广西、福建、湖南等南方诸省区，多年来一直宣传、提倡低温奶产品的消费，使得"学生饮用奶计划"低温奶品的推广更加顺畅。

中国奶业协会将巴氏杀菌乳和发酵乳正式纳入国家"学生饮用奶计划"后，广东各地乳品加工企业积极响应，申请使用中国学生饮用奶标志。目前，除燕塘、晨光、风行、温氏外，珠海瑞康、维维大亨、江门顺恩及深圳卡士乳业也已获得使用许可，广东省的学生饮用奶企业推广区域已从广东省辐射到海南、江西、湖南等邻省，生产供应的学生饮用奶品种已从以常温奶为主逐步转变为以低温品种为主。

2. 重视校企配合 规范校内操作

针对学校对学生饮用奶认知不到位，教学任务繁重，配合学生饮用奶入校操作人力、精力不足等问题，广东省学生饮用奶生产企业积极协调配合，在推广中通过学校组织的班主任会议，积极进行关于国家"学生饮用奶计划"意义的宣导，加深学校各级人员对于"学生饮用奶计划"的认知及理解，争取学校对于"计划"的支持，同时通过班主任对家长进行政策解读和宣导，获得家长的重视和支持。企业学生饮用奶业务人员常驻区域对学校进行定期走访，随时为学校提供业务咨询及事件处理服务。专职客服人员进驻学生饮用奶推广班主任微信群，及时处理日常可能发生的咨询或突发事件。针对具备场地条件的学校，建立学生奶屋，根据食品安全法律法规及学生饮用奶相关要求进行装修改造，同时制定落实学生饮用奶校内操作规范及应急预案等相关制度，确保学生饮用奶储存安全及校内的有序分发饮用。在实施过程中，最大限度上不增加学校的额外工作负担，不影响教务的正常开展，受到了学校及老师的欢迎。

3. 积极协调推动 省工作机构认真履责

广东省奶业协会作为省学生饮用奶推广机构，多年来认真按照《国家"学生饮用奶计划"推广管理办法》要求开展各项工作。积极配合中国奶业协会学生饮用奶生产企业和学生饮用奶奶源基地认证核查工作，推动更多的奶企和奶源基地加入，壮大学生饮用奶的生产推广队伍；积极努力为各地教育部门在学生饮用奶推广过程中遇到的问题提供咨询服务；积极推动各地政府出台学生饮用奶推广相关扶持政策，截至目前，已有茂名、梅州、清远、韶关、阳江、惠州、中山、湛江8个地市先后由当地教育局出台了有关做好"学生饮用奶计划"的工作文件；积极配合重点学生饮用奶生产企业的入校拓展事宜，为推广工作站台；在中国奶协等单位的大力支持下，广泛、深入开展学生饮用奶的专题宣传及培训等活动。

（广东省学生饮用奶工作机构供稿）

（五）云南省推广案例

云南省是边疆少数民族聚居省份，党和政府历来关心重视人民营养健康。早在 2002 年，云南省就启动了国家"学生饮用奶计划"，发展至今，获准使用中国学生饮用奶标志的企业已有 6 家，经中国奶业协会认证的学生饮用奶奶源基地 14 家，平均每天有超 100 万名学生在校饮用学生奶。

1. 学生营养改善计划与国家"学生饮用奶计划"紧密结合

2011 年，国家启动农村义务教育学生营养改善计划试点工作，云南省 85 个县纳入国家试点，云南省委、省政府高度重视该项工作，决定把其余 44 个县作为地方试点，实现全省农村义务教育学生营养改善计划"全覆盖"。学生饮用奶作为营养全面、安全可靠的健康饮品，在营养改善计划实施过程中成为众多学校的优先选择。

为规范各地对学生饮用奶的采购和监管，2013 年 10 月，云南省学生营养办制定下发了《关于进一步规范学生饮用奶管理的指导意见》，明确要求"牛奶生产企业距离供奶学校最远运距原则上不超过 1200 公里，确保产品质量不受运输距离影响"。2016 年 4 月，下发《关于进一步完善农村义务教育学生营养改善计划供餐模式的通知》，要求各地积极探索各具特色的学校食堂供餐方式，可以在食堂供餐的基础上，每周采用 1～2 次"牛奶 +X"的供餐方式作为补充，实现供餐品种多样化，既保证学生膳食的营养均衡，又不产生浪费的现象。各地按照这一文件要求，加大了对学生饮用奶的供应，国家"学生饮用奶计划"与营养改善计划实现了更为紧密的结合。

2. 全流程管控 保障学生饮奶安全

云南省农业农村厅每年开展生乳质量安全监测 160 批次，配合农业农村部进行生乳质量安全例行监测 20 批次，每年抽检合格率均为 100%，同时组织各地每年开展不少于 2 次生乳收购站、运输车专项检查，使学生饮用奶质量安全从源头上得到保障。

云南学生饮用奶生产企业高度重视学生饮用奶质量安全控制，从原料奶验收到产品合格出厂严格按照学生饮用奶生产流程层层把关，实行全程质量管理和可追溯管理。各企业均配套有先进的检测设备，做好自检的同时，企业每年按要求送第三方检测，并配合当地市场监督管理部门开展监督抽检和风险监测。同时加强从业人员质量安全管理培训，积极到学校宣传、推广学生饮用奶安全知识。与学校建立良好沟通渠道，及时处理发现的问题，在校内操作环节争取学校的积极配合。自实施国家"学生饮用奶计划"以来，全省未发生学生饮用奶质量安全事故，学生饮用奶产品质量合格率 100%。

3. 加强奶源基地建设 保障生乳供应

目前云南省获准使用中国学生饮用奶标志的企业有 6 家，日均处理生乳能力（两班）超过 3000 吨。随着云南省学生营养改善计划的深入推进，学生饮用奶生乳需求量逐渐升高，各学生饮用奶生产企业积极加大奶源基地的投入，6 家学生饮用奶生产企业目前已建成学生饮用奶奶源基地 14 个，均已通过中国奶业协会认证，奶牛存栏近 4 万头，日产生牛乳超过 550 吨，能满足当前省内学生饮用奶生产供应的需求。

（云南省学生饮用奶工作机构供稿）

四、国际学生饮用奶概览

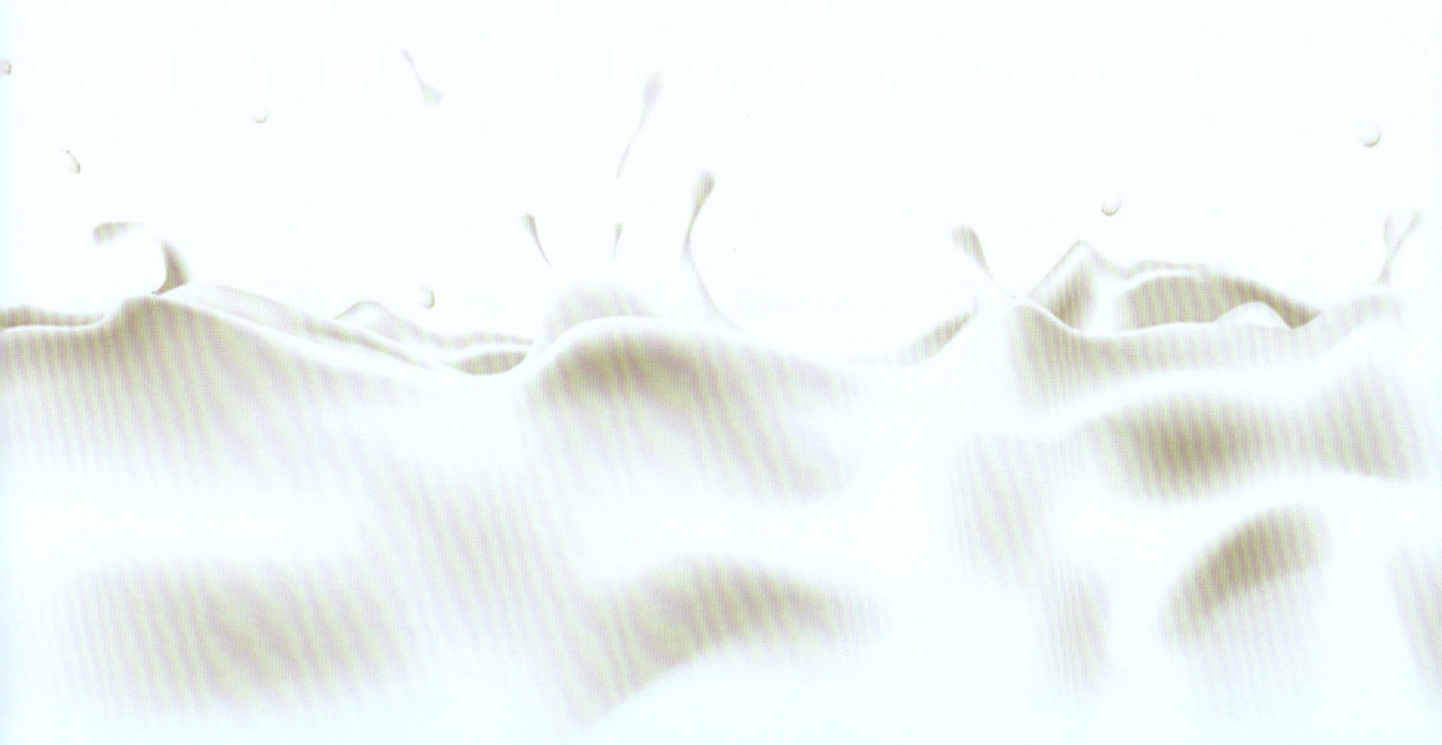

（一）国际学生饮用奶推广概况

学生饮用奶是世界公认的，改善和提高学生营养健康和身体素质的重要途径，是全球营养改善的重要贡献力量，在提升儿童的健康与营养水平的同时，还有助于促进教育和地方经济发展。根据国际乳品联合会发布的《全球学生奶项目现状公报（2024版）》[①]，对世界学生饮用奶情况概述如下。

1. 全球覆盖范围

据国际乳品联合会调查，在104个国家和地区中，超过2.1亿儿童、青少年从学生饮用奶计划或学校供餐计划中受益，享用到了牛奶和乳制品，相较于2019年，受益人数增加了16%。调查显示，57%的国家实施专门的学生饮用奶计划，31%的国家将学生饮用奶作为学校供餐计划的一部分来提供（调查国家54个）。61%的学生奶项目对学生免费，34%以补贴价格提供（调查国家49个）。在目标儿童年龄段方面，大致可分为6岁以下、6~12岁、13~15岁、16~17岁和18岁及以上等年龄段，超过75%的学生奶项目覆盖6~12岁儿童，其次是6岁以下、13~15岁的儿童，项目覆盖率均超过50%，此外，还有45%的项目覆盖16~17岁大龄儿童（调查国家53个）。在目标儿童覆盖率方面，有5个国家/地区的覆盖率达到了100%，分别是英国、芬兰、巴西、泰国及加拿大-新斯科舍省；有12个国家/地区的覆盖率介于80%~99%，包括保加利亚、克罗地亚、捷克共和国、多米尼加共和国、爱沙尼亚、日本、拉脱维亚、立陶宛、葡萄牙、罗马尼亚、卢旺达和瑞典。

---

① 数据来源：The state of milk and milk products in school programmes around the world–Contributing to global child nutrition and development. Bulltein of the International Dairy Federation 2024.

2. 供应产品种类和规格

在学生饮用奶计划及学校供餐计划供应的产品中,98% 的学生奶项目供应液态奶,48% 供应酸奶,32% 供应奶酪,22% 供应发酵乳产品(调查国家 50 个)。供应的牛奶或乳制品类型包括全脂、低脂或脱脂,有近 61% 的项目提供了全脂液态奶(调查国家 41 个)。调查显示,供应的牛奶或乳制品主要为原味(即无添加风味),在液态奶、酸奶和发酵乳等产品中,原味产品是风味产品的两倍(调查国家 48 个)。超过一半的学生奶项目提供了有机牛奶(58%)或无乳糖或低乳糖的乳制品(55%)(调查国家 38 个)。

在学生奶产品规格方面,液态奶、酸奶和奶酪最常见的规格分别是 151~250 毫升(81%,调查国家 52 个)、50~150 克(70%,调查国家 27 个)和 21~40 克(44%,调查国家 16 个)。在供应频率方面,大多数项目每周会多次供应牛奶或乳制品,其中,32% 的项目每周供应 5~6 次,21% 每周供应 3~4 次,15% 每周供应 2 次(调查国家 47 个)。在学年供应份数方面,14% 的学生奶项目为每名儿童提供超过 200 份的牛奶或乳制品,30% 提供 151~200 份,9% 提供 101~150 份,9% 提供 51~100 份,35% 提供 12~50 份,3% 提供少于 12 份(调查国家 43 个)。在供应时间方面,48% 的学生奶项目在早餐供应,46% 在午餐供应(调查国家 50 个)。其他供应时间还有课后晚餐及美国夏季期间的额外餐食等。

3. 推广目标与活动

学生饮用奶计划或学校供餐计划涵盖了多个推广目标,首要目标是改善儿童的健康和营养状况,94% 的学生奶项目选择了这一目标。其他重要目标还有向儿童传授营养或农业知识、促进当地牛奶生产、提供社会安全保障、提高学生出勤率以及提供农业支持(调查国家 53 个)。

推广活动是学生饮用奶计划或学校供餐计划的重要组成部分。关于牛奶和乳制品最重要的三条推广信息是:膳食钙的重要来源;健康饮食的组成部分;提供优质蛋白质(调查国家 52 个)。调查显示,90% 的推广活动主要目标群体

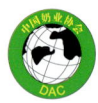

是学生，其次是教师、家长（调查国家 50 个）。在推广渠道方面，80% 的推广活动通过社交媒体开展，此外，海报和小册子，与员工、儿童和家长的直接沟通，以及主题活动和集市也被广泛采用（调查国家 51 个）。超过 2/3 的调查国家表示，行业协会和政府会不定期举办推广活动（调查国家 49 个），其中，宣传最为广泛的活动是"世界学生奶日"（每年 9 月最后一个星期三），在参与调查的国家/地区中得到了广泛认可。

（二）典型国家推广案例

从学生饮用奶的运作方式看，主要分为两大类别：一类是学生饮用奶列入学校供餐计划之中，两者密切结合，如欧美、日本等发达国家；另一类是单独实施学生饮用奶计划，如泰国、中国、澳大利亚等。由于各国的国情不同和历史背景不一，其学生饮用奶计划的出发点和做法既有不同的特点，也有许多共同之处。下面，仅以具有代表性的国家为例，对其学生饮用奶发展情况做一概述，以供参考。

1. 美国

美国是世界上推广学校供餐与供奶规模较大的国家，也是为学校供餐制定法律法规最早的国家之一。美国的学生供餐计划最早可追溯到 1929 年，但直到 1946 年联邦政府颁布《国家学校午餐法》，国家学校午餐计划（National School Lunch Program，NSLP）有了财政保障后，才开始真正意义上的起步和发展。1975 年，联邦政府修订《儿童营养法》，又启动实施了学校早餐计划（School Breakfast Program，SBP）。目前，NSLP 和 SBP 是美国两个最为重要、覆盖最广的涉及学生饮用奶的儿童营养计划，此外还有特殊奶计划（Special Milk Programme，SMP）、夏季食品服务（Summer Food Service Program，SFSP）、妇女、儿童与婴儿计划（Women, Infants, and Children，WIC），以及儿童和成人关照食品计划（Child and Adult Care Food Program，CACFP）等。

美国农业部负责宏观管理和调控学校供餐计划，制定、修订学校供餐计划的各项标准和实施细则，为实施学校供餐计划的各州和学区提供技术指导，监督各州、学区的实施情况，并评估各州及学区的管理情况。NSLP、SBP的供应对象为公立和非营利性私立学校的学前班至12年级学生，参与学生可根据自身条件申请不同折扣（免费餐、减价餐和全价餐三种形式）的餐食，每一份补贴牛奶不少于半品脱（约236毫升），以低脂或无脂牛奶为主，每周供应5天。据美国农业部数据，在2023财年，NSLP为近10万所学校的2900万学生提供了46亿份午餐，总成本约为172亿美元；SBP覆盖约9万所学校，为学生提供了24亿份早餐，总成本约为52亿美元[①]。

美国在改善儿童营养状况方面已有70余年的发展历史，针对不同儿童需求实施了多项计划，且各项计划都有相应的立法体系和管理体系作保障，各计划具有不同特点，全方位地为儿童提供营养保障。得益于此，美国学生饮用奶计划始终在可持续地良性发展。

2. 英国

早在1921年，英国就在《教育法》中做出有关学生餐的规定。1934年，英国颁布《乳品法》，正式为学生饮用奶计划立法。1946年，根据《教育法》相关政策，英国政府对学生饮用奶计划开始财政补贴，向全国中小学生免费供应牛奶。20世纪70年代开始，该计划调整为对学生饮用奶进行部分补贴。此后，由于法律法规反复修订或失效，加之政府执行不到位，导致英国学生饮用奶计划发展颇为坎坷。直到脱欧后，英国政府在2021年重新制定了学生饮用奶计划推广策略和学生饮用奶补贴计划，英国学生饮用奶计划就此迎来新的发展机遇。

目前，学生饮用奶计划已移交给英格兰、北爱尔兰、苏格兰和威尔士的当地政府，将面向全英国学龄儿童分发牛奶。农村支付机构（Rural Payments

---

① 数据来源：https://www.ers.usda.gov/topics/food-nutrition-assistance/child-nutrition-programs.

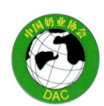

Agency，RPA）负责英格兰、苏格兰和威尔士该计划的管理。农业、环境和农村事务部（Department of Agriculture, Environment and Rural Affairs，DAERA）负责北爱尔兰该计划的实施。新的学生饮用奶补贴计划面向英格兰、苏格兰和威尔士定期注册的学生，涵盖学前教育、托儿所、小学和中学，5岁以下的学龄儿童可参加幼儿计划（Nursery Milk Scheme）获得免费牛奶（威尔士5~7岁儿童也有资格获得政府资助的牛奶）。补贴的乳制品种类包括：① 全脂或半脱脂的巴氏杀菌乳；② 全脂或半脱脂的调味乳（生乳含量 ≥ 90%，添加糖或蜂蜜 ≤ 7%）；③ 全脱脂或半脱脂原味酸奶；④ 无乳糖牛奶；⑤ UHT 牛奶[1]。据英国农村支付局统计，在 2023—2024 学年，政府提供了约 626 万英镑为 29382 所学校的 1058 多万学生供应牛奶[2]。

3. 日本

在日本，学生饮用奶是与学校午餐相结合，作为其中不可或缺的一部分而推行的。1954 年，日本政府颁布《学校供餐法》和《关于促进乳品业和养牛业的法令》，为学生饮用奶计划的实施提供了法律保障和财政支持。此外，日本还先后颁布了《营养师法》（1947 年）、《营养改善法》（1952 年）、《学校保健法》（1958 年）、《酪农振兴法》《食品卫生法》（1974 年）等有关法律，并不断加以完善，从而保证了供餐与供奶的稳定、持久和有序运行。

日本学校午餐由教育部门牵头实施，其他主管部门各司其职，给予配合和协助。其中，文部科学省负责宏观管理，制定总体规划与计划；厚生劳动省从卫生和社会保障角度进行指导、监督和审查；农林水产省按照学校供餐目标，负责与相关部门商议供奶数量。目前，学校供餐对象已涵盖小学、中学、中等教育学校及特殊教育学校等"各种义务教育"的儿童或学生。日本政府对午餐用奶提供财政补贴，并强调用 100% 的国产鲜奶作为学生奶。为小学生每日供奶 200 毫升，中学生为 300 毫升，年均供奶为 195 天。据文部科学省调查，

---

[1] 数据来源：https://www.gov.uk/government/publications/school-milk-scheme-strategy；https://www.gov.uk/guidance/school-milk-subsidy-scheme.

[2] 数据来源：https://www.gov.uk/government/publications/annual-amount-of-subsidy-paid-under-the-school-milk-subsidy-scheme/school-year-2023-to-2024.

2021年日本全国有29614所学校供餐,供餐率为95.6%,覆盖学生人数约931万人,其中,小学18923所,供餐率为99.0%;中学9107所,供餐率为91.5%①。

由于全面推行学校供餐,大力倡导饮用牛奶,日本中小学生的营养与健康状况得到显著改善,奶业有了长远发展,昔日"无畜农业"根本改观,如今奶业产值在农业中的占比仅次于水稻,居第二位,成为日本的重要产业。

4. 泰国

1985年,泰国政府为解决牛奶供需矛盾问题,启动了学生饮用奶计划,向奶农大量收购鲜奶,加工后以低价供应给在校学生。总理办公室还专门设立了国家饮用牛奶促进委员会(National Milk Drinking Campaign Board,NMDCB),负责倡导公众尤其是儿童及青少年饮用牛奶,同时促进提高国内乳业及乳制品的管理能力和质量水平。1992年,泰国政府把以低价收费方式开展的学生饮用奶计划改变成全部免费,中央政府每年提供补贴对公立学校的学生免费供奶。2001年,学生饮用奶计划监督管理权限移交给泰国农业部畜牧发展局,并直接向总理办公室汇报。2003年,政府出台了学生饮用奶企业免收7%增值税的政策。在宣传推广上,政府也高度重视,泰国国王和王室成员经常出席各种学生饮用奶推广活动,前总理曾亲自参与广告宣传。

政府补贴免费范围已从刚开始的公立幼儿园扩大到公立小学6年级;学生饮用奶产品补贴种类由原来8个不同包装及风味,简化为巴氏杀菌乳和UHT奶的3个不同包装产品;公立学校的学生在"校奶日"都能得到200毫升免费牛奶,每学年"校奶日"也在原有200天基础上,逐步增加了60个假期饮奶日,达到260天;政府对学生饮用奶的预算保持增加趋势。2023年,泰国受益于学生奶项目的学生数量达到670万人,覆盖率达到100%②。

在启动学生饮用奶计划之前,泰国人几乎完全没有喝牛奶的习惯及传统。

---

① 数据来源:https://www.mext.go.jp/content/20230125-mxt-kenshoku-100012603-1.pdf.
② 数据来源:The state of milk and milk products in school programmes around the world–Contributing to global child nutrition and development. Bulltein of the International Dairy Federation 2024.

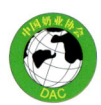

2021年,泰国年人均牛奶消费量为18千克[①],学生饮用奶已成为泰国乳制品市场的重要组成部分,约占整个液态奶市场的30%[②]。泰国学生饮用奶计划取得成功的一个重要因素是政府在财政上坚持不懈给予支持,不仅开拓了一个以国产乳制品为中心的内销市场,还培养了几代泰国人从小饮用牛奶的习惯,改变了一个民族的饮食习惯。

总之,通过研究世界学生饮用奶推广做法和经验,有四点共识值得借鉴和参考:一是牛奶是世界公认最为完美、最为理想的食物之一,是改善儿童营养健康,不可或缺的重要食品。二是健全政策法规和设立推广专项,是学生饮用奶计划长远发展的重要保障,凡是颁布配套法规的国家、凡是设立推广专项的国家,学生饮用奶推广范围广、效果好,操作规范,持续运行。三是学生饮用奶计划功在当代,利在千秋,既营养健康,又拉动消费,对奶业发展、对经济发展意义深远。四是国家学生饮用奶计划推广是系统工程,要广泛动员,多方参与。

---

① 数据来源:Market Research in Thailand: Cheese and dairy products 2021,Canvassco (Thailand) Co.,ltd.
② 数据来源:https://www.fao.org/fileadmin/templates/est/COMM_MARKETS_MONITORING/Dairy/-Documents/School_Milk_Programme_in_Thailand.pdf.

附 录

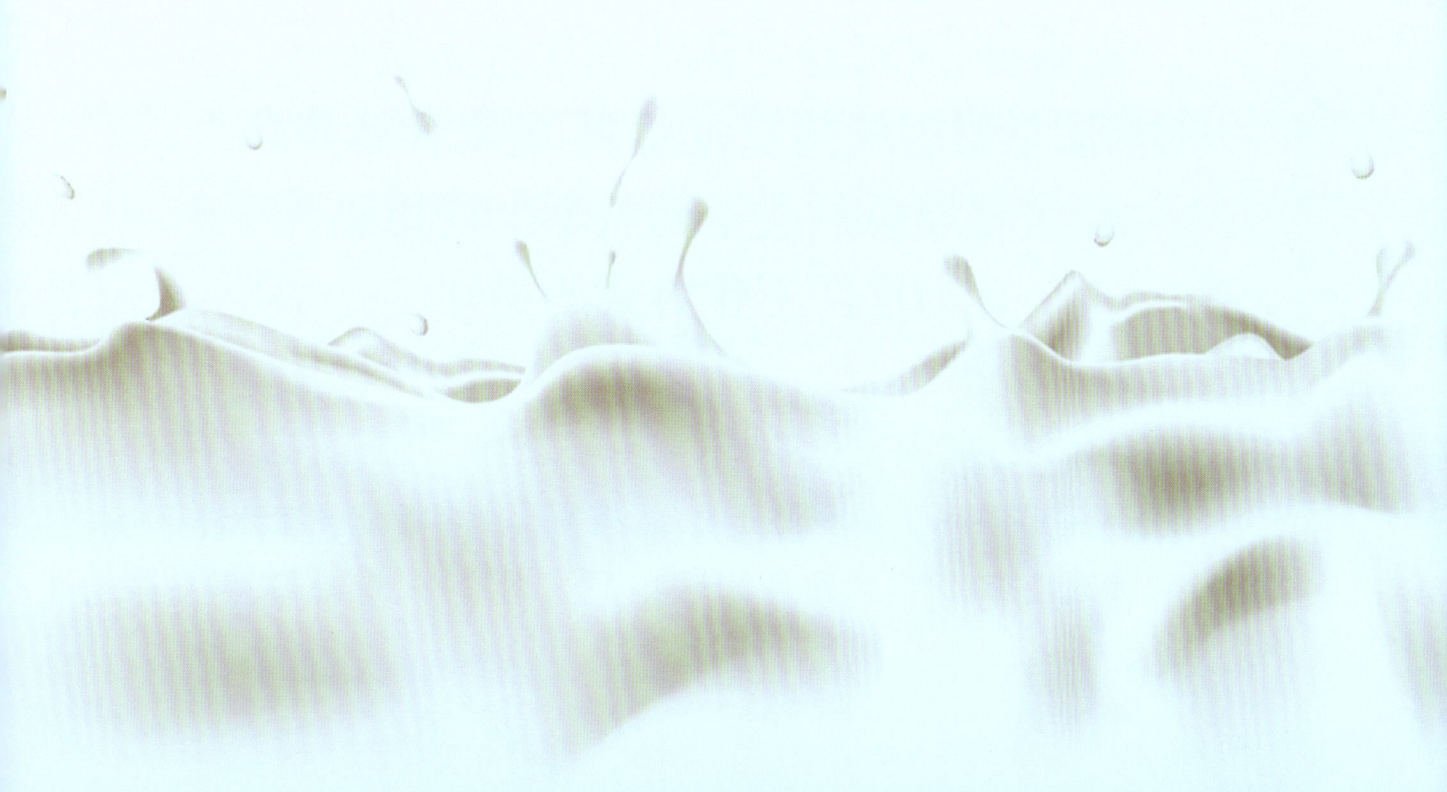

农业部
国家发展和改革委员会
教育部
财政部 文件
国家卫生和计划生育委员会
国家质量监督检验检疫总局
国家食品药品监督管理总局

农垦发〔2013〕3号

农业部 国家发展和改革委员会 教育部 财政部 国家卫生和计划生育委员会 国家质量监督检验检疫总局 国家食品药品监督管理总局关于调整学生饮用奶计划推广工作方式的通知

各省、自治区、直辖市学生饮用奶计划主管部门：

为推动我国乳品消费和奶业发展，提高青少年营养健康水平，2000年，由农业部、原国家发展计划委员会、教育部、财政部、原卫生部、原国家质量技术监督局和原国家轻工业局等7部委局联合启动实施了国家"学生饮用奶计划"。13年来,通过强化宣传引导、加强监督管理和提升奶源质量安全水平等一系列措施,学生饮用奶从无到有、从城市到乡镇,推广范围不断扩大。目前,日平均供应学生饮用奶1800万份以上,创建学生饮用奶奶源示范基地165家。"学生饮用奶计划"的顺利开展,对改善和提高中小学生营养健康水平、促进我国乳品消费和奶业发展都起到了积极作用。

目前,实施"学生饮用奶计划"的形势发生了新的变化,必须调整和创新其工作方式方法。一是我国正步入建设现代奶业新阶段,牛奶年产量达到3744万吨,乳品消费持续增长。二是2011年国务院启动了农村义务教育学生营养改善计划,已明确将牛奶作为学生营养改善的食品之一,学生营养改善工作已经得到各级政府和全社会的高度重视和关注。三是食品安全、乳品监管等方面的法律法规日趋健全,我国食品安全保障水平显著提高。四是中央对转变政府职能提出了新要求。去年9月份取消了学生饮用奶生产企业资格认定的非行政许可审批工作。

为进一步转变政府职能,充分利用市场机制和依靠社会力量,经研究,对"学生饮用奶计划"工作提出如下意见。

一、将"学生饮用奶计划"推广工作整体移交给中国奶业协会。中国奶业协会应按照食品安全、奶业管理等相关法律法规要求,制定相关推广和管理办法,继续推进"学生饮用奶计划"的实施。

二、撤销学生饮用奶计划部际协调小组及其办公室,原有实施"学生饮用奶计划"的有关规章制度自动废止。

三、学生饮用奶作为一般乳制品,统一纳入相关职能部门的生产和质量监管,确保学生饮用奶产品的质量安全。

各地各级"学生饮用奶计划"主管部门,应按照以上意见要求,结合本地实际,认真贯彻落实。要制定相关政策,采取适当措施,做好"学生饮用奶计划"工作调整期间的各项工作,避免对学生营养改善工作和企业生产经营等产生不良影响。要切实加强对学生饮用奶的生产、加工、销售、饮用等关键环节的监督监管,杜绝出现监管真空。对目前正在开展的"学生饮用奶计划"有关工作,应按照要求完成,并做好相关衔接工作,保证"学生饮用奶计划"工作稳妥有序开展。

农业部　　　国家发展和改革委员会　　　教育部

财政部　　　国家卫生和计划生育委员会

国家质量监督检验检疫总局　　　国家食品药品监督管理总局

2013年9月5日

抄送:中共中央宣传部、中国轻工业联合会、国家食物与营养咨询委员会、中国奶业协会。

农业部办公厅	2013 年 9 月 11 日印发

国家"学生饮用奶计划"推广管理办法

(2022年5月6日中国奶业协会第62号公告公布施行)

第一章 总则

第一条 为加强国家"学生饮用奶计划"推广管理，根据《国务院关于实施健康中国行动的意见》《国务院办公厅关于推动奶业振兴保障乳品质量安全的意见》《农业部 国家发展和改革委员会 教育部 财政部 国家卫生和计划生育委员会 国家质量监督检验检疫总局 国家食品药品监督管理总局关于调整学生饮用奶计划推广工作方式的通知》等，制定本办法。

第二条 国家"学生饮用奶计划"是由原农业部、原国家发展计划委员会、教育部、财政部、原卫生部、原国家质量技术监督局、原国家轻工业部等七部门联合启动实施，通过向在校学生提供学生饮用奶，以改善学生营养状况、提高学生健康水平为宗旨的专项营养改善计划。

第三条 "学生饮用奶"系指经中国奶业协会许可使用中国学生饮用奶标志的专供学生在校饮用的奶制品。学生饮用奶产品应符合"安全、营养、方便、价廉"的基本要求。

第四条 中国学生饮用奶标志是经原国家学生饮用奶计划部际协调小组审定、原农业部公布，用以标识在学校推广的学生饮用奶的专用标志。中国奶业协会是中国学生饮用奶标志的所有者，依法拥有标志的许可使用权。

第五条 国家"学生饮用奶计划"推广的学生饮用奶产品种类包括纯牛奶、灭菌调制乳、巴氏杀菌乳和发酵乳。推广学生饮用奶遵循"安全第一、质量至上、严格准入、有序竞争、规范管理、稳妥推进"的原则。

第六条 本办法适用范围包括国家"学生饮用奶计划"组织管理，中国学生饮用奶标志许可使用管理，学生饮用奶奶源基地认证管理，学生饮用奶生产、配送、入校、宣传的监督管理等推广有关工作。

第二章　组织管理

第七条　中国奶业协会负责国家"学生饮用奶计划"在全国的推广管理；成立国家"学生饮用奶计划"领导小组，负责国家"学生饮用奶计划"推广工作的管理、规划、组织、协调和指导等；下设国家"学生饮用奶计划"领导小组办公室，负责日常工作。

第八条　国家学生饮用奶计划网（网址：https://www.schoolmilk.cn）是由中国奶业协会主办的国家"学生饮用奶计划"门户网站，是发布国家"学生饮用奶计划"推广公共信息和提供在线推广管理服务的综合平台。

第九条　经中国奶业协会确认的各省（自治区、直辖市）承担国家"学生饮用奶计划"推广工作的机构，负责在其辖区的推广协调，争取本辖区政府及有关部门的政策、资金等支持。各地方工作机构不再另行制定有关管理办法，统一推进国家"学生饮用奶计划"实施，统一推广中国学生饮用奶标志使用。

第十条　中国奶业协会各专业委员会为国家"学生饮用奶计划"推广工作提供专业技术支撑和政策咨询意见。

第十一条　实施国家"学生饮用奶计划"的学校负责本校学生饮奶组织工作和学生饮奶营养健康知识教育工作。

第十二条　乳制品生产企业自愿申请使用中国学生饮用奶标志，生产供应学生饮用奶产品，配合教育主管部门及实施学校做好学生饮用奶征订、入校等有关工作。

第十三条　充分发挥新闻媒体作用，宣传国家"学生饮用奶计划"，营造良好的社会舆论氛围。

第十四条　国家"学生饮用奶计划"应与其他相关公益项目配合与协作，改善学生营养状况、提高学生健康水平。

第十五条　国家"学生饮用奶计划"根据国家有关政策指引和学生营养改善需要，适时调整供应对象、学生饮用奶产品种类和标准。

第十六条　中国奶业协会对在国家"学生饮用奶计划"推广工作中做出突出成绩的单位和个人予以表彰。

第三章　标志许可使用管理

第十七条　申请中国学生饮用奶标志许可使用，应当先行取得营业执照和相应食品类别的食品生产许可证，以营业执照载明的主体作为申请人，按照以下学生饮用奶产品种类提出：纯牛奶、灭菌调制乳、巴氏杀菌乳和发酵乳。

第十八条 申请中国学生饮用奶标志许可使用，应当符合下列条件：

（一）具有学生饮用奶生产的场所和设施设备，日处理（两班）生乳能力200吨以上；

（二）具有完善的质量管理和质量保证体系，符合乳制品良好生产规范要求，通过危害分析与关键控制点（HACCP）体系、ISO 9001质量管理体系认证；

（三）有专职或者兼职的学生饮用奶工作管理人员，建立保证学生饮用奶质量安全的管理制度，包括生乳收购、原料和包材采购、生产加工、包装、出厂检验、留样、仓储物流、产品追溯、食品质量安全事故应急处理等；

（四）具备生产学生饮用奶产品的加工技术与工艺条件；

（五）建立学生饮用奶配送和供应体系，包括物流配送车辆设备和信息系统、配送服务管理制度、市场调研与推广方案、入校操作规范制度等；

（六）具有认证的学生饮用奶奶源基地，应符合本办法第四章有关规定；

（七）申请前3年内国家质量监督抽检合格、未发生食品安全事故且无不良信用记录。

第十九条 申请使用中国学生饮用奶标志，应当向中国奶业协会提交下列材料：

（一）标志许可使用申请书；

（二）申请人主体资质证明文件；

（三）生产能力证明材料，学生饮用奶生产设施设备有关材料；

（四）质量安全管理体系认证证书；

（五）专职或者兼职的学生饮用奶管理人员信息和学生饮用奶质量安全管理制度；

（六）学生饮用奶产品生产工艺、关键工艺控制点技术参数说明和试制产品检验报告；

（七）学生饮用奶配送和供应体系材料；

（八）学生饮用奶产品备案材料；

（九）奶源基地证明材料；

（十）申请前3年内国家质量监督抽检合格、未发生食品安全事故和无不良信用记录承诺书；

（十一）所在省（自治区、直辖市）学生饮用奶工作机构出具的推荐函，无地方工作机构的出具自荐函。

申请人应当如实提交有关材料，对申请材料的真实性、合法性负责，并在申请书等材料上签名和盖章。申请材料齐全、规范或申请人按照要求提交全部补正材料的，中国奶业协会对申请人提出的申请决定予以受理；决定不予受理的，通知申请人并告知理由。

第二十条 中国奶业协会组织进行中国学生饮用奶标志许可使用审查，包括申请材料审查、现场核查和综合评定,具体参照中国学生饮用奶标志许可使用审查细则执行。

国家"学生饮用奶计划"领导小组办公室负责对申请材料进行形式审查,应当以申请材料的完整性、规范性、合规性为审查内容。申请材料符合要求的,组织专家进行现场核查,应当以申请材料与实际情况的一致性、标志许可使用的合规性为主要核查内容。如遇不可抗力因素,现场核查可作相应调整。

国家"学生饮用奶计划"领导小组根据申请材料审查和现场核查等情况进行综合评定,对符合条件的申请人公示5个工作日,公示无异议的,作出准予许可使用中国学生饮用奶标志的决定,中国奶业协会与申请人签订中国学生饮用奶标志使用合同,颁发标志许可使用证书;对不符合条件的,通知申请人并说明理由。

第二十一条 中国学生饮用奶标志许可使用证书发证日期为许可决定作出的日期,有效期为3年。

第二十二条 中国学生饮用奶标志许可使用证书应当载明下列事项:生产者名称、统一社会信用代码、生产地址、产品种类、许可证编号、有效期、发证日期和奶源基地查询二维码等。

第二十三条 中国学生饮用奶标志许可使用证书编号格式为SMC+省(自治区、直辖市)行政区划代码前两位数字+首次许可使用年度后两位数字+两位许可使用顺序号。

SMC为SCHOOL MILK OF CHINA(中国学生饮用奶)英文缩写。

第二十四条 中国学生饮用奶标志许可使用证书有效期内,需要变更证书载明的企业名称、生产地址、学生饮用奶产品种类、奶源基地等事项的,应当向中国奶业协会提出证书变更申请,并提交下列材料:

(一)证书变更申请书;

(二)与变更事项有关的证明材料。

增加学生饮用奶产品种类应提供本办法第十九条规定的有关材料。生产场所迁址的,应当重新申请中国学生饮用奶标志许可使用。

第二十五条 中国学生饮用奶标志许可使用证书有效期届满需要延续的,应当在证书有效期届满3个月前提出延续使用申请,并提交下列材料:

(一)延续使用申请书;

(二)申请人主体资质证明文件;

(三)申请人质量安全管理情况自查报告;

(四)持证期间学生饮用奶产品生产供应数据;

(五)所在省(自治区、直辖市)学生饮用奶推广机构延续使用意见函,无地方工作机构的出具自荐函;

（六）本办法第十九条规定中有变化的其他材料。

第二十六条　有下列情形之一的，不予延续许可使用：

（一）未在规定时限内提出延续使用申请的；

（二）申请人在持证期间未生产供应学生饮用奶产品的；

（三）企业未能保持申请首次申请时生产供应条件和能力的；

（四）其他不符合本办法规定的情形。

第二十七条　国家"学生饮用奶计划"领导小组根据实际需要对中国学生饮用奶标志许可使用证书变更或延续申请按照本办法第二十条组织开展审查，申请人声明生产供应条件未发生重大变化的，可以不再进行现场核查。申请人的生产供应条件及周边环境发生重大变化，应当视具体变化情况决定进行现场核查与否。

第二十八条　中国奶业协会决定准予变更的，应当向申请人颁发新的中国学生饮用奶标志许可使用证书，发证日期为作出变更许可决定的日期，有效期与原证书一致。不符合变更条件的，通知申请人并告知理由。

第二十九条　中国奶业协会决定准予延续的，应当向申请人颁发新的中国学生饮用奶标志许可使用证书，证书编号不变，有效期自作出延续许可决定之日起计算。不符合延续使用条件的，通知申请人并告知理由。

第三十条　中国学生饮用奶标志许可使用证书有效期内，申请人终止使用中国学生饮用奶标志，应当向中国奶业协会提交标志许可使用证书注销申请书。中国学生饮用奶标志许可使用证书被注销的，许可证编号不得再次使用。

第三十一条　中国学生饮用奶标志使用人在许可使用有效期内享有下列权利：在获证学生饮用奶产品种类的备案产品的包装、标签、说明书上以及相关广告宣传、展览展销等市场营销活动中使用中国学生饮用奶标志。标志印制按《学生饮用奶　中国学生饮用奶标志》团体标准执行。

第三十二条　未经中国奶业协会许可，任何单位和个人不得使用中国学生饮用奶标志。禁止将中国学生饮用奶标志用于非许可产品及其经营性活动。非生产单位将中国学生饮用奶标志用于宣传、教育、培训和展示等活动的，应向中国奶业协会提出申请，经准予后方可使用。

第四章　奶源基地认证管理

第三十三条　生产供应学生饮用奶生牛乳的奶牛场应向中国奶业协会申请学生饮用奶奶源基地认证，申请人应符合下列条件：

（一）符合《乳品质量安全监督管理条例》《生鲜乳生产收购管理办法》等相关法

律法规规定；

（二）符合《学生饮用奶 奶源基地管理规范》团体标准；

（三）生产的生牛乳符合《学生饮用奶 生牛乳》团体标准；

（四）应与学生饮用奶生产企业签订有效期1年以上的生乳购销合同；

（五）申请前3年内生乳质量安全抽检合格且无不良信用记录。

第三十四条 申请学生饮用奶奶源基地认证，应当向中国奶业协会提交下列材料：

（一）学生饮用奶奶源基地申请书；

（二）申请人主体资质证明文件；

（三）生乳收购及准运资质证明材料；

（四）养殖规模与生产水平证明材料；

（五）生产管理制度；

（六）疫病防控材料；

（七）生乳检验报告；

（八）生乳购销合同；

（九）申请前3年内生乳质量安全抽检合格且无不良信用记录承诺书。

申请人应当如实提交有关材料，对申请材料的真实性、合法性负责，并在申请书等材料上签名和盖章。申请材料齐全、规范或申请人按照要求提交全部补正材料的，中国奶业协会对申请人提出的申请决定予以受理；决定不予受理的，通知申请人并告知理由。

第三十五条 中国奶业协会组织进行学生饮用奶奶源基地认证审查，包括申请材料审查、现场核查和综合评定，具体参照学生饮用奶奶源基地认证审查细则执行。

申请材料形式审查以材料的完整性、规范性、合规性为审查内容，申请材料符合要求的，组织专家进行现场核查，现场核查以申请材料与实际情况的一致性为主要核查内容。如遇不可抗力因素，现场核查可作相应调整。

国家"学生饮用奶计划"领导小组根据申请材料审查和现场核查等情况进行综合评定，对符合条件的申请人，颁发学生饮用奶奶源基地证书；对不符合条件的，通知申请人并告知理由。

第三十六条 学生饮用奶奶源基地证书应当载明下列信息：奶牛场名称、生产地址、证书编号、有效期限、发证日期和学生饮用奶生牛乳收购企业查询二维码等。

学生饮用奶奶源基地证书发证日期为准予决定作出的日期，有效期为3年。

第三十七条 学生饮用奶奶源基地证书编号格式为SMF+省（自治区、直辖市）行政区划代码前两位数字+首次发证年度后两位数字+三位顺序号。

SMF为SCHOOL MILK FARM（学生饮用奶奶源基地）英文缩写。

第三十八条　学生饮用奶奶源基地在证书有效期内需要变更证书载明的奶牛场名称、生产地址、学生饮用奶生牛乳收购企业等事项的，应当向中国奶业协会提出证书变更申请，并提交下列材料：

（一）证书变更申请书；

（二）与变更事项有关的证明材料。

生产场所迁址的，应当重新进行学生饮用奶奶源基地申请。

第三十九条　学生饮用奶奶源基地证书有效期届满需要延续的，应当在证书有效期届满 3 个月前提出延续申请，并提交下列材料：

（一）学生饮用奶奶源基地延续申请书；

（二）申请人主体资质证明文件；

（三）申请人质量安全管理情况自查报告；

（四）持证期间学生饮用奶生牛乳生产供应数据；

（五）本办法第三十四条规定中有变化的其他材料。

第四十条　国家"学生饮用奶计划"领导小组根据实际情况对学生饮用奶奶源基地证书变更或延续申请按照本办法第三十五条所述程序组织开展审查。申请人声明生产条件未发生重大变化的，可不再进行现场核查。申请人的生产条件及周边环境发生重大变化的，应当视具体变化情况决定进行现场核查与否。

第四十一条　中国奶业协会决定准予变更的，应当向申请人颁发新的学生饮用奶奶源基地证书，发证日期为作出变更许可决定的日期，有效期与原证书一致。不符合变更条件的，通知申请人并告知理由。

第四十二条　中国奶业协会决定准予延续的，应当向申请人颁发新的学生饮用奶奶源基地证书，证书编号不变，有效期自作出延续许可决定之日起计算。不符合延续认证条件的，通知申请人并告知理由。

第四十三条　证书有效期内申请终止学生饮用奶奶源基地资质的，应当向中国奶业协会提交注销申请书。学生饮用奶奶源基地证书被注销的，证书编号不得再次使用。

第五章　监督管理

第四十四条　学生饮用奶作为一般乳制品，统一纳入国家相关职能部门的生产和质量监管。

第四十五条　学生饮用奶生乳应符合《学生饮用奶　生牛乳》团体标准。学生饮用奶生产禁止使用非认证学生饮用奶奶源基地供应的生乳。

第四十六条　学生饮用奶产品应符合下列相应团体标准：《学生饮用奶　纯牛奶》

《学生饮用奶 灭菌调制乳》《学生饮用奶 巴氏杀菌乳》《学生饮用奶 发酵乳》。

第四十七条 学生饮用奶生产前，学生饮用奶生产企业应当进行产品备案，提交备案资料，中国奶业协会对备案资料存档备查。

第四十八条 学生饮用奶生产企业应固定学生饮用奶生产线，对学生饮用奶每批产品进行质量检测、保温观察（冷藏产品除外）、留样保存，并建立产品质量档案，以备查验。

第四十九条 学生饮用奶生产企业应在每学期对每个学生饮用奶产品种类和学生饮用奶生牛乳至少进行1次随机抽样送第三方检测机构检验，应涵盖团体标准中所有检验项目，并向中国奶业协会提交检验报告。

第五十条 学生饮用奶生产企业应按时统计每学期的学生饮用奶生产供应等数据，并向中国奶业协会提交统计数据。

第五十一条 学生饮用奶生产供应企业应通过参加教育部门或实施学校组织的招标等形式供应学生饮用奶产品，应秉持合法、诚信、公开、平等的原则签订学生饮用奶供应合同。

第五十二条 学生饮用奶入校的宣传与培训、配送、仓储管理、领取与分发、饮用、回收、应急等，应符合《学生饮用奶 入校操作规范》团体标准。

第五十三条 学生饮用奶冷藏产品的物流包装、标志、运输、储存、追溯应符合《冷藏、冷冻食品物流包装、标志、运输和储存》（GB/T 24616）规定，应按照《冷链物流信息管理要求》（GB/T 36088）建立冷链物流信息系统，数据、记录和有关凭证至少保存至产品保质期满后6个月。

第五十四条 学生饮用奶生产企业应根据食品安全事故处置预案，定期检查安全防范措施的落实情况、开展应急预案演练及评估工作。

第五十五条 学生饮用奶生产企业应建立学生饮用奶产品追溯体系，对生乳供应、原辅料采购、生产加工、检验检测、包装包材、仓储物流、入校操作等环节实施追踪管理，实现产品从源头到校园的全过程信息可记录、可查询、可追溯。

第五十六条 学生饮用奶产品原则上专供学生在校饮用。若遇不可抗力因素影响学生饮用奶正常生产供应，在保障学生饮奶安全的前提下，学生饮用奶生产企业、实施学校应制定特殊情况应对方案报备中国奶业协会，经准予后可适时调整供应方式。

第五十七条 学生饮用奶生产企业应参加中国奶业协会组织的学生饮用奶培训交流活动。

第五十八条 学生饮用奶生产企业应开展科学饮奶公益宣传，普及营养健康知识，宣贯国家"学生饮用奶计划"。

第六章　罚则

第五十九条　违反《中华人民共和国食品安全法》《乳品质量安全监督管理条例》《中华人民共和国民法典》等法律法规的，除依照有关规定给予处罚外，应视其情节轻重给予警告、责令停止生产供应学生饮用奶并整改或撤销其中国学生饮用奶标志使用资格等处罚。

第六十条　未经中国奶业协会许可，擅自使用中国学生饮用奶标志，中国奶业协会有权依据《中华人民共和国著作权法》有关规定追究其法律责任。

第六十一条　有下列情形之一的，责令其改正；拒不改正的给予警告并记入其考核档案；情节严重的撤销其标志使用许可并予以公告。

（一）不规范使用中国学生饮用奶标志；

（二）不按时提供生产供应数据及相关检验报告；

（三）不配合相关抽查工作；

（四）不参加中国奶业协会组织的学生饮用奶培训交流活动；

（五）使用非学生饮用奶奶源基地生牛乳生产学生饮用奶产品；

（六）学生饮用奶产品未作备案或与备案信息不符；

（七）许可证书事项变更未提出变更申请；

（八）其他不符合本办法有关要求的情形。

第六十二条　有下列情形的，责令其停止生产、销售学生饮用奶并进行整改；拒不执行的，撤销其标志使用许可并予以公告：

（一）学生饮用奶生牛乳或产品不符合相关学生饮用奶团体标准；

（二）生牛乳或乳制品质量监督抽检不合格；

（三）以委托加工方式生产学生饮用奶产品；

（四）无认证学生饮用奶奶源基地；

（五）入校操作不规范；

（六）擅自篡改许可证书信息；

（七）其他应当停止生产进行整顿的情形。

第七章　附则

第六十三条　本办法由中国奶业协会负责解释。

第六十四条　本办法自发布之日起实施。2017年6月1日公布的《国家"学生饮用奶计划"推广管理办法》同时废止。

中国奶业协会标准

T/DAC 002—2017

学生饮用奶 奶源基地管理规范

Management specification of School Milk Farm

2017-06-01 发布　　　　　　　　2017-09-01 实施

中国奶业协会　发布

T/DAC 002—2017

前 言

本标准为学生饮用奶系列标准之一。

首批发布的学生饮用奶系列标准包括《学生饮用奶 中国学生饮用奶标志》《学生饮用奶 奶源基地管理规范》《学生饮用奶 生牛乳》《学生饮用奶 纯牛奶》《学生饮用奶 灭菌调制乳》。

本标准按照 GB/T 1.1—2009 的规则起草。

学生饮用奶系列标准由中国奶业协会提出并归口。

中国奶业协会拥有学生饮用奶系列标准的版权。

本标准代替《学生饮用奶奶源基地建设与管理规范（试行）》（中奶协发〔2016〕21号）。

本标准首次发布。

本标准起草单位：中国奶业协会、中国农业大学、新疆农业大学、山东农业大学、河北农业大学、北京奶牛中心。

本标准主要起草人：李胜利、刘琳、余雄、陈绍祜、曹志军、姚远、黄文明、黄勇、张书义、王中华、李建国、张晓明、都文。

引 言

为了满足学生饮用奶产品质量安全、营养的要求，原料奶须来自新鲜优质奶源，因此生产企业必须有自建自控或稳定可控的奶源基地。

为了规范学生饮用奶生产企业的奶源基地并对其进行评估，中国奶业协会颁布《学生饮用奶奶源基地建设与管理规范（试行）》（中奶协发〔2016〕21号）。

根据修订后的《国家"学生饮用奶计划"推广管理办法》，以团体标准形式指导学生饮用奶奶源基地的管理。

T/DAC 002—2017

学生饮用奶　奶源基地管理规范

1　范围

本标准规定了学生饮用奶奶源基地的场址与布局、奶牛繁育管理、日粮与饲养管理、疾病防控、挤奶管理、环境管理、从业人员管理、档案管理、养殖规模及生产水平的要求。

本规范适用于学生饮用奶奶源基地的管理。

2　规范性引用文件

本标准中引用的文件对于本标准的应用是必不可少的。凡是注日期的引用文件，仅所注日期的版本适用于本标准。凡是不注日期的引用文件，其最新版本（包括所有的修改单）适用于本标准。

　　GB 5749　生活饮用水卫生标准

　　NY/T 388　畜禽场环境质量标准

　　NY/T 2662　标准化养殖场　奶牛

　　GB/T 16568　奶牛场卫生规范

　　NY 5030　无公害食品　畜禽饲养兽药使用准则

　　GB 19301　食品安全国家标准　生乳

　　T/DAC 001　学生饮用奶　中国学生饮用奶标志

3　术语和定义

3.1　学生饮用奶 School Milk

同 T/DAC 001 有关学生饮用奶的定义。

3.2　学生饮用奶奶源基地 School Milk Farm

生产供应学生饮用奶原料奶生牛乳的奶牛场。

注：不包括水牛场、牦牛场。

4　场址与布局

4.1　场址

4.1.1　场址不应位于《中华人民共和国畜牧法》规定的禁止区域，并符合相关法律法规土地利用规划。

4.1.2 距离生活饮用水源地、居民区、主要交通干线 500m 以上，距离其他畜禽养殖场、畜禽屠宰加工场和畜禽交易场所 1000m 以上。

4.1.3 应建在土质坚实、透气性好、地势高燥、通风良好、远离噪声、电力供应稳定和交通便利的区域，不宜建在风口处。

4.1.4 应有能够保证生产、生活用水并符合 GB 5749 的水源。

4.1.5 场区空气环境质量应符合 NY/T388 的要求。

4.2 布局

4.2.1 奶牛场包括生活办公区、饲草饲料区、生产区、粪污处理区和病畜隔离区等功能区。

4.2.2 奶牛场入口处设有有效的人员消毒室、车辆消毒池等防疫设施。

4.2.3 奶牛场设有防疫隔离带及净道和污道，环境整洁。场区内空闲地面宜进行适当的硬化或绿化。

4.2.4 生活办公区位于生产区的上风向，间距 50m 以上。

4.2.5 生产区设在场区的下风位置，入口处设人员消毒室和更衣室。犊牛舍、育成（青年）牛舍、泌乳牛舍、干奶牛舍、特需牛舍布局合理，保持适当距离。泌乳牛舍应靠近挤奶厅。

4.2.6 饲草饲料区紧靠生产区布置，设在生产区边沿下风地势较高处。干草区、精料区、饲料加工调制车间符合消防要求。

4.2.7 粪污处理区距离生产区 50m 以上，设有与养殖规模相适应的粪污储存与处理设施，储存场所有防雨、防止粪液渗漏、溢流设施。

4.2.8 病牛隔离区设在生产区外围下风地势低处，距离生产区 50m 以上。

4.3 设施设备

4.3.1 牛舍结构坚固、抗震、防水、防火，能抵抗雨雪、强风等外力因素的影响。牛舍地面致密坚实，有防滑措施。

4.3.2 牛舍隔热保温，通风良好，有夏季降温和冬季防寒设施。

4.3.3 散栏饲养牛舍、运动场和凉棚建筑面积及卧床设计符合 NY/T 2662 的规定。

4.3.4 运动场地面有一定坡度，排水通畅。运动场周围设有围栏，并进行适当绿化。

4.3.5 有良好的供水系统，牛舍和运动场边设饮水槽，保持饮水充足、新鲜、清洁。饮水器具设置合理，不得阻碍通道或饲喂区，不渗漏，不会对奶牛造成伤害。

T/DAC 002—2017

4.3.6 设置产房，配置产栏。

4.3.7 应有青贮窖池、干草棚、精料库等饲料加工与储存设施。有满足生产需要的全混合日粮（TMR）设备。

4.3.8 设有病死牛只处理设施。

4.3.9 供水、供电设施设备齐全，满足生产需要。

4.3.10 设有符合规定的场内消防设施。

4.3.11 配置生产所需要的兽医诊断等基本仪器设备。

4.3.12 设有称重装置、保定架和装卸（牛台）等设施。

5 奶牛繁育管理

5.1 有清楚无缺陷的系谱，应参加国家奶牛品种登记。

5.2 应参加奶牛生产性能测定（DHI），有规范的生产性能测定记录，并进行技术分析。

5.3 有年度改良与繁殖计划、技术指标、实施记录和技术统计材料。

6 日粮与饲养管理

6.1 饲料原料、饲料和饲料添加剂的使用应符合有关规定，采用科学设计的日粮配方。有饲料采购和供应计划，日粮组成和配方记录，常用饲料常规性营养成分分析检测记录。

6.2 采用全混合日粮（TMR）饲喂设备，配置TMR质量检测的设备。

6.3 根据不同生长和泌乳阶段制定的饲养规范实施，并记录存档。

6.4 犊牛1月龄后不同生长阶段采用分群饲养。

7 疾病防控

7.1 具有动物防疫条件合格证。

7.2 符合GB/T 16568的规定，两年内无重大疫病发生。

7.3 根据《中华人民共和国动物防疫法》的规定，制定口蹄疫、布鲁氏菌病、结核病监测和防控方案。

7.4 按规定进行预防接种。有口蹄疫等国家规定疫病的免疫接种计划和实施记录。对结核病和布鲁氏菌病等传染性疾病进行定期监测，有监测记录和处理记录。

7.5 从外购进奶牛时，应检疫合格，并在隔离区隔离、观察、处理。

7.6 有传染病发生应急预案、隔离和控制措施及报告制度，责任人明确。

7.7 有预防、治疗常见疾病的规程。

7.8 有定期修蹄和肢蹄保健措施，定期消毒，并有相关记录。

7.9 有乳房炎防治计划和实施方案。

7.10 牛场定期消毒，并有相关记录。

7.11 符合 NY 5030 的规定，不使用国家禁止的兽药和无正式批号的兽药。

7.12 有完整兽药使用记录，包括药品名称、来源、使用对象、使用时间、用量、停药期、兽药和治疗管理者信息等。

7.13 有毒有害化学品由专人保管，有专门的采购、储存、领用和使用的制度和记录。

7.14 有奶牛使用抗生素隔离及解除制度和记录，严格执行休药期制度。每批交售生鲜乳有抗生素测定记录。

8 挤奶管理

8.1 有与泌乳牛存栏量相配套的挤奶机械，全部实现机械挤奶和在位清洗（CIP），管道封闭输奶。

8.2 输奶管存放良好、无存水。收奶区排水良好，地面硬化处理，墙壁防水处理，便于冲刷。

8.3 挤奶厅热水供应系统。

8.4 挤奶厅待挤区能容纳一次挤奶头数 2 倍的奶牛。

8.5 有挤奶操作制度并严格实施。

8.6 挤奶场地保持清洁卫生，挤奶工服装整洁。

8.7 挤奶前后 2 次药浴，采用一次性纸巾或毛巾（不能重复使用）擦干乳房与乳头，将前三把奶挤到带有网状栅栏的容器中，观察牛奶的颜色和性状。

8.8 产非正常生鲜乳（包括初乳、含抗生素乳等）奶牛单独挤奶，并有产非正常生鲜乳奶牛信息和牛奶的处理记录。

8.9 储奶厅有储奶罐和制冷设备，储奶罐保持关闭并有运行记录。

8.10 输奶管、计量罐、奶杯和其他管状物按规程清洁并正常维护。按规程检修挤奶机并记录。有挤奶器内衬等橡胶件的更换记录。

8.11 生鲜乳生产、贮存和运输符合《乳品质量安全监督管理条例》《生鲜乳生产收购管理办法》《生鲜乳生产收购和进货查验制度》的有关规定。

8.12 有《生鲜乳收购许可证》《生鲜乳准运证明》，保留《生鲜乳交接单》。

T/DAC 002—2017

8.13 生鲜乳挤出后应在 2 h 内冷却到 0～4℃，并在 24 h 内运抵加工企业。

8.14 贮奶间有防昆虫、飞禽、鼠猫和防化学品及防投毒等防范措施，不堆放杂物。

9 环境管理

9.1 推行农牧结合、种养平衡，使土地的承载消纳能力与之匹配。

9.2 建立环境卫生管理制度，推广改水冲清粪为干式清粪，改无限用水为控制用水，改明沟排污为暗道排污，固液分离，雨污分流，粪污无害化处理再利用。

9.3 每天清理牛粪，无堆积的粪便和积水。

9.4 病死牛只作无害化处理，并做好器具和环境等的清洁消毒。

10 从业人员管理

10.1 配备与生产规模相适应的畜牧、兽医技术人员，或有畜牧兽医技术人员提供稳定的技术服务。

10.2 从业人员应每年定期进行身体检查，有县级以上医院出具的身体健康证明，传染病患者不得从事奶牛生产。

11 档案管理

11.1 按照《畜禽标识与养殖档案管理办法》建立奶牛生产档案管理制度。

11.2 奶牛生产档案资料包括：品种登记、奶牛出入记录、卫生防疫与保健记录、饲料兽药使用记录、育种与繁殖记录、兽医记录、生产记录、销售记录、生产性能测定（DHI）报告等。

12 养殖规模与生产水平

12.1 泌乳牛存栏 200 头以上。

12.2 中国荷斯坦成母牛年均（365 d）单产高于 7500 kg，以 DHI 记录为依据。

12.3 生牛乳质量要求在符合 GB 19301 基础上应符合 T/DAC 003 的规定。

DAC

中国奶业协会标准

T/DAC 003—2017

学生饮用奶 生牛乳

Raw milk for School Milk

2017-06-01 发布   2017-09-01 实施

中国奶业协会 发布

T/DAC 003—2017

前 言

本标准为学生饮用奶系列标准之一。

首批发布的学生饮用奶系列标准包括《学生饮用奶 中国学生饮用奶标志》《学生饮用奶 奶源基地管理规范》《学生饮用奶 生牛乳》《学生饮用奶 纯牛奶》《学生饮用奶 灭菌调制乳》。

本标准按照 GB/T 1.1—2009 给出的规则起草。

学生饮用奶系列标准由中国奶业协会提出并归口。

中国奶业协会拥有学生饮用奶系列标准的版权。

本标准代替了《国家"学生饮用奶计划"推广管理办法（试行）》《学生饮用奶奶源基地建设与管理规范（试行）》中有关生牛乳的部分指标，涉及的相关指标以本标准为准。

本标准在执行 GB 19301《食品安全国家标准 生乳》的基础上，主要作了如下变化：

——提高了微生物限量要求，包括菌落总数，增加了嗜冷菌、耐热芽孢菌限量要求。

——提高了乳脂肪率、乳蛋白率。

——增加了体细胞数限量要求。

本标准起草单位：中国奶业协会。

本标准主要起草人：刘琳、陈绍祜、姚远。

T/DAC 003—2017

学生饮用奶　生牛乳

1　范围

本标准规定了学生饮用奶原料奶生牛乳的定义、要求、检验方法。

本标准适用于生产学生饮用奶产品的原料奶。

2　规范性引用文件

本标准中引用的文件对于本标准的应用是必不可少的。凡是注日期的引用文件，仅所注日期的版本适用于本标准。凡是不注日期的引用文件，其最新版本（包括所有的修改单）适用于本标准。

GB 19301　食品安全国家标准　生乳

GB 2761　食品安全国家标准　食品中真菌毒素限量

GB 2762　食品安全国家标准　食品中污染物限量

GB 2763　食品安全国家标准　食品中农药最大残留限量

T/DAC 001　学生饮用奶　中国学生饮用奶标志

T/DAC 002　学生饮用奶　奶源基地管理规范

3　术语和定义

3.1　学生饮用奶 School Milk

同 T/DAC 001 的有关学生饮用奶定义。

3.2　学生饮用奶奶源基地 School Milk Farm

同 T/DAC 002 的有关学生饮用奶奶源基地定义。

3.3　学生饮用奶生牛乳 Raw milk for School Milk

学生饮用奶奶源基地生产的作为学生饮用奶产品原料奶的生牛乳，仅指中国荷斯坦牛、娟珊牛以及乳肉兼用牛品种健康奶牛乳房中挤出的无任何成分改变的常乳，产犊后七天的初乳、应用抗生素期间和休药期间的乳汁、变质乳不可用作学生饮用奶原料奶。

注：不包括生水牛乳、生牦牛乳。

4　技术要求

4.1 感官要求：应符合 GB 19301 表 1 的规定。

T/DAC 003—2017

4.2 理化指标：脂肪 ≥ 3.6%，蛋白质 ≥ 3.0%，检验方法和其他指标应符合 GB 19301 表 2 的规定。

4.3 污染物限量：应符合 GB 2762 的规定。

4.4 真菌毒素限量：应符合 GB 2761 的规定。

4.5 微生物限量：应符合表 1 的规定。

表 1 微生物限量

项目	限量 [CFU/mL]	检验方法
菌落总数 ≤	10 万	GB 4789.2
嗜冷菌 ≤	1 万	NY/T 1331
耐热芽孢菌 ≤	100	NY/T 1331

4.6 体细胞数限量：体细胞数 ≤ 40 万个/mL，检验方法执行 NY/T 800 的规定。

4.7 农药残留限量和兽药残留限量

4.7.1 农药残留量：应符合 GB 2763 及国家有关规定、标准和公告。

4.7.2 兽药残留量：应符合国家有关规定、标准和公告。

ICS 67.100.10
CCS X16

T/DACS

团 体 标 准

T/DACS 003—2022

学生饮用奶　巴氏杀菌乳

2022-05-06 发布　　　　　　　　　　　　2022-09-01 实施

中国奶业协会　　发布

T/DACS 003—2022

前　言

本文件按照 GB/T 1.1—2020《标准化工作导则　第 1 部分：标准化文件的结构和起草规则》的规定起草。

本文件起草单位：中国奶业协会、中国农业大学、中国农业科学院农产品加工研究所、中国疾病预防控制中心营养与健康所、内蒙古蒙牛乳业（集团）股份有限公司、光明乳业股份有限公司、新希望乳业股份有限公司、南京卫岗乳业有限公司。

本文件主要起草人：刘亚清、张智山、李栋、周振峰、邵明君、陈绍祜、杨秀文、邢海云、赵伟、姚远、罗俊、毛学英、吕加平、张倩、康晓斌、刘振民、夏忠悦、郭旬。

本文件首次发布。

附 录

T/DACS 003—2022

学生饮用奶 巴氏杀菌乳

1 范围

本文件规定了学生饮用奶巴氏杀菌乳的术语和定义、技术要求、包装、标签和标识要求。

本文件适用于学生饮用奶巴氏杀菌乳。

2 术语和定义

下列术语和定义适用于本文件。

2.1 学生饮用奶

经中国奶业协会许可使用中国学生饮用奶标志的专供学生在校饮用的奶制品。

［来源：国家"学生饮用奶计划"推广管理办法］

2.2 学生饮用奶巴氏杀菌乳

仅以生牛乳为原料加工，采用巴氏杀菌工艺，经冷却、灌装等工序制成的液体学生饮用奶产品。巴氏杀菌工艺系采用至少 72℃、15s/63℃、30min，或可获得相同效果的其他温度和时间组合的热处理方式有效杀灭病原性微生物，同时产生最低程度的化学、物理以及感官变化。

3 技术要求

3.1 原料要求：生牛乳应符合《学生饮用奶 生牛乳》团体标准的规定，且巴氏杀菌前生乳菌落总数 $\leq 3\times 10^5$ CFU/mL。

3.2 热处理评价指标：应符合表 1 的规定。

表 1 学生饮用奶巴氏杀菌乳热处理评价指标

项目	指标	检验方法
碱性磷酸酶活性/（mU/L）	≤ 350	NY/T 3799

注：应在加工完成后立即采样并测定。碱性磷酸酶活性不超过 350mU/L，测试结果为阴性。

3.3 感官指标：应符合 GB 19645 表 1 的规定。

3.4 理化指标：应符合表 2 的规定，其他指标应符合 GB 19645 表 2 的规定。

T/DACS 003—2022

表 2　理化指标

项　目	指标	检验方法
脂肪/（g/100g）	≥ 3.6	GB 5009.6
蛋白质/（g/100g）	≥ 3.0	GB 5009.5

3.5 污染物限量：应符合 GB 2762 对巴氏杀菌乳的规定。

3.6 真菌毒素限量：应符合 GB 2761 对巴氏杀菌乳的规定。

3.7 微生物限量

3.7.1 致病菌限量应符合 GB 29921 的规定。

3.7.2 微生物限量还应符合 GB 19645 表 3 的规定。

4 包装、标签和标识要求

4.1 产品单件净规格为 125 mL、200 mL、250 mL。

4.2 学生饮用奶巴氏杀菌乳包装上标注"鲜牛奶"或"鲜牛乳"时，应符合 GB 19645 的规定。

4.3 产品标签除执行 GB 7718 和 GB 28050 的规定外，同时应标注巴氏杀菌的温度和时间。

4.4 中国学生饮用奶标志的印制应符合《学生饮用奶　中国学生饮用奶标志》团体标准的有关规定，中国学生饮用奶标志许可使用注册文号的标注应符合《学生饮用奶　纯牛奶》团体标准的有关规定。

ICS 67.100.10
CCS X16

T/DACS

团 体 标 准

T/DACS 004—2022

学生饮用奶 发酵乳

2022-05-06 发布　　　　　　　　　　　　　　　2022-09-01 实施

中国奶业协会　发 布

T/DACS 004—2022

前 言

本文件按照 GB/T 1.1—2020《标准化工作导则　第 1 部分：标准化文件的结构和起草规则》的规定起草。

本文件起草单位：中国奶业协会、中国农业大学、中国农业科学院农产品加工研究所、中国疾病预防控制中心营养与健康所、内蒙古伊利实业集团股份有限公司、内蒙古蒙牛乳业（集团）股份有限公司、君乐宝乳业集团有限公司、新希望乳业股份有限公司。

本文件主要起草人：刘亚清、张智山、李栋、周振峰、邵明君、陈绍祜、杨秀文、邢海云、赵伟、姚远、罗俊、毛学英、吕加平、张倩、巴根纳、张海斌、温永平、李洪亮、张凤霞、夏忠悦。

本文件首次发布。

学生饮用奶　发酵乳

1 范围

本文件规定了学生饮用奶发酵乳的术语和定义、技术要求、包装、标签和标识要求等。

本文件适用于学生饮用奶发酵乳。

2 术语和定义

下列术语和定义适用于本文件。

2.1 学生饮用奶

经中国奶业协会许可使用中国学生饮用奶标志的专供学生在校饮用的奶制品。

［来源：国家"学生饮用奶计划"推广管理办法］

2.1.1 学生饮用奶发酵乳

以生牛乳为原料，经杀菌、发酵后制成的 pH 值降低的学生饮用奶产品。

2.1.1.1 学生饮用奶酸乳

以生牛乳为原料，经杀菌、接种嗜热链球菌和保加利亚乳杆菌（德氏乳杆菌保加利亚亚种）发酵制成的学生饮用奶产品。

2.1.2 学生饮用奶风味发酵乳

以 90% 以上生牛乳为原料，添加其他原料，经杀菌、发酵后 pH 值降低，发酵前或后添加或不添加果蔬、谷物等制成的学生饮用奶产品。

2.1.2.1 学生饮用奶风味酸乳

以 90% 以上生牛乳为原料，添加其他原料，经杀菌、接种嗜热链球菌和保加利亚乳杆菌（德氏乳杆菌保加利亚亚种）发酵前或后添加或不添加果蔬、谷物等制成的学生饮用奶产品。

3 技术要求

3.1 原料要求

3.1.1 生牛乳：应符合《学生饮用奶　生牛乳》团体标准的规定。

3.1.2 其他原料：产品中所使用的原料应符合相应的安全标准和 / 或相关规定。添

T/DACS 004—2022

加糖仅限使用白砂糖，且添加量不高于 6%；不应使用其他添加的单糖和双糖以及天然存在于蜂蜜、糖浆、果汁和浓缩果汁中的糖分。

3.1.3 发酵菌种：保加利亚乳杆菌（德氏乳杆菌保加利亚亚种）、嗜热链球菌或其他由国务院卫生行政部门批准使用的菌种。

3.2 感官要求：应符合 GB 19302 表 1 的规定。

3.3 理化指标：应符合表 1 的规定，其他理化指标及检验方法应符合 GB 19302 表 2 的规定。

表 1 理化指标

项目	指标		检验方法
	学生饮用奶发酵乳	学生饮用奶风味发酵乳	
脂肪 [a]/（g/100g）	≥ 3.6	≥ 3.2	GB 5009.6
蛋白质 /（g/100g）	≥ 3.0	≥ 2.7	GB 5009.5
蔗糖 /（g/100g）	—	≤ 6.0	GB 5413.5

[a] 仅适用于全脂产品

3.4 污染物限量：应符合 GB 2762 的规定。

3.5 真菌毒素限量：应符合 GB 2761 的规定。

3.6 微生物限量

3.6.1 致病菌限量应符合 GB 29921 的规定。

3.6.2 微生物限量还应符合 GB 19302 表 3 的规定。发酵后经热处理的产品微生物限量应符合表 2 的规定。

表 2 发酵后经热处理的产品微生物限量

项目	采样方案 [a] 及限量（若非指定，均以 CFU/g 或 CFU/mL）表示				检验方法
	n	c	m	M	
菌落总数	5	2	10	30	GB 4789.2
大肠菌群	5	0	1	–	GB 4789.3 平板计数法
酵母	≤ 10				GB 4789.15
霉菌	≤ 10				

[a] 样品的分析及处理按 GB 4789.1 和 GB 4789.18 执行

附 录

T/DACS 004—2022

3.7 乳酸菌数：应符合表3的规定。产品标签上强调含有某种特定微生物，该微生物在产品中的活菌数应 ≥ 10^6 CFU/g（mL）；有国家相关规定的，按相关规定执行。

表3 乳酸菌数

项目	限量（CFU/g 或 CFU/mL）	检验方法
乳酸菌数[a]	≥ $1×10^7$	GB 4789.35

[a] 发酵后经热处理的产品对乳酸菌数不作要求

3.8 食品添加剂：发酵后经热处理的产品可使用除甜味剂、防腐剂、食品用香料和香精之外的其他食品添加剂，应符合 GB 2760 的规定。其他学生饮用奶发酵乳产品不可使用食品添加剂。

4 包装、标签和标识要求

4.1 产品单件净规格为 100 g、150 g、200 g、250 g。

4.2 产品标签除执行 GB 7718 和 GB 28050 的规定外；应标注白砂糖添加量。

4.3 发酵后经热处理的产品应标识"××热处理发酵乳""××热处理风味发酵乳""××热处理酸乳/奶"或"××热处理风味酸乳/奶"。

4.4 中国学生饮用奶标志的印制应符合《学生饮用奶 中国学生饮用奶标志》团体标准的有关规定，中国学生饮用奶标志许可使用注册文号的标注应符合《学生饮用奶 纯牛奶》团体标准的有关规定。

ICS 67.100.01
CCS X09

T/DACS

团 体 标 准

T/DACS 005—2022

学生饮用奶 入校操作规范

2022-05-06 发布

2022-09-01 实施

中国奶业协会 发 布

前 言

本文件按照GB/T 1.1—2020《标准化工作导则 第1部分：标准化文件的结构和起草规则》的规定起草。

本文件起草单位：中国奶业协会、中国农业大学、中国农业科学院农产品加工研究所、中国疾病预防控制中心营养与健康所。

本文件主要起草人：刘亚清、张智山、李栋、周振峰、邵明君、陈绍祜、杨秀文、邢海云、赵伟、罗俊、姚远、毛学英、吕加平、张倩。

本文件首次发布。

T/DACS 005—2022

学生饮用奶　入校操作规范

1 范围

本文件规定了学生饮用奶在校内推广的宣传与培训、配送、仓储管理、领取与分发、饮用、回收、应急等要求。

本文件适用于学生饮用奶生产供应企业及实施学校。

2 术语和定义

下列术语和定义适用于本文件。

2.1 学生饮用奶

经中国奶业协会许可使用中国学生饮用奶标志的专供学生在校饮用的奶制品。

［来源：国家"学生饮用奶计划"推广管理办法］

3 宣传与培训

入校前，学生饮用奶生产企业应配合学校，面向学生、老师及相关人员宣贯国家"学生饮用奶计划"、普及科学饮奶知识、开展食品安全培训，及时处理反馈意见，保障学生饮奶安全。

4 配送

4.1 应配备专用运输车辆配送学生饮用奶，保持车厢清洁、车况良好。低温产品运输车辆应配备冷藏设备，并按照 GB 31605 要求全程冷链配送。

4.2 送货人员送货前，要对车辆做例行检查，并定期对运输工具进行消毒与清洁。

4.3 送货人员要有健康证明并统一佩戴工作胸卡。

4.4 在学生饮用奶搬运过程中要轻拿轻放，杜绝野蛮操作。

4.5 配送到校后，学校学生饮用奶收货人应查验学生饮用奶产品的外包装、包装标识、产品规格等是否与征订合同一致，若发现过期、外包装污染、损坏、不合格的产品，应及时检出并退换。

4.6 查验无误后，方可办理入库，登记学生饮用奶的品牌、产品名称、规格、数量、生产批号、保质期、供应单位名称、联系方式、采购日期等信息。

5 仓储管理

5.1 库房要求

学校应配备学生饮用奶存放库房或固定区域，便于运输车送货，并配备温湿度监测装置，定期记录、校验。

5.2 环境要求

常温学生饮用奶存放区域要室温适宜，阴凉干燥，通风干净，避免阳光直照，防止虫害侵入及滋生；低温学生饮用奶存放区域要配备冷藏设备，保证满足低温产品的贮藏温度要求。

5.3 置放要求

常温产品堆放时，底层要用垫板，离地 10 cm 以上，产品四周离墙 50 cm 以上，或者放置隔墙板隔湿；低温产品在冷藏设备中要整齐码放，保持温度稳定；零包、留样及其他相关物料分区单独置放。

5.4 叠放要求

根据产品包装，合理码放，不倒置，不侧放。

5.5 产品状态

纸箱无挤压变形、破损、渗漏、受潮等不合格现象；产品无变味、胀包、变色等不合格现象。

6 领取与分发

6.1 学校应安排专管员负责领取与分发工作，登记发放日期、品种、发放班级、发放数量等信息。

6.2 领取分发前，专管员应检查生产日期及外包装，确保产品在保质期内，且无破包、胀包、脏包。

6.3 专管员应对当天饮用的产品进行留样，记录生产工厂、品种、批次及生产日期等信息，留样时间不少于 3 d。

6.4 班级在课间到指定地点领取，有序分发，避免错发、漏发。

7 饮用

7.1 学生应在校"定时、定点、集中"饮用，并有专人照看。

7.2 饮用前应洗净双手，保持手部清洁。

7.3 拿到产品后，再次检查外包装，如有破损应及时更换。

T/DACS 005—2022

7.4 先品尝，如果口味异常，应立即停止饮用，报告老师并要求更换。

7.5 一次性饮用完毕，不应交叉饮用。

7.6 身体不适的学生，及时报告老师，酌情饮用。

8 回收

8.1 饮用完毕后，包装统一回收，做到"收发同数"。

8.2 统一把废包送到指定回收地点，避免污染环境。

9 应急

9.1 出现饮奶异常情况后，学校和供奶企业应立即启动应急处置预案，妥善应对。

9.2 学校应做好学生抚慰工作，配合有关部门调查取证。

9.3 学校和供奶企业应及时通报相关情况，消除学生、家长的疑虑，尽快恢复正常秩序。

ICS 67.100.01
CCS X08

T/DACS

团 体 标 准

T/DACS 015—2024

学生饮用奶　中国学生饮用奶标志

2024－10－14发布　　　　　　　　　　　　　　2025－03－01实施

中国奶业协会　　发 布

T/DACS 015—2024

目　次

前言 087

引言 088

1 范围 089

2 规范性引用文件 089

3 术语和定义 089

4 标志图案 089

5 印制要求 090

前言

本文件按照GB/T 1.1—2020《标准化工作导则　第1部分：标准化文件的结构和起草规则》的规定起草。

请注意本文件的某些内容可能涉及专利。本文件的发布机构不承担识别专利的责任。

本文件由中国奶业协会提出并归口。

本文件起草单位：中国奶业协会。

本文件主要起草人：刘亚清、张智山、李栋、周振峰、邵明君、陈绍祜、赵伟、姚远、罗俊。

本文件与T/DAC 001—2017《学生饮用奶　中国学生饮用奶标志》相比，主要变化如下：

——修改了引言；

——修改了范围；

——修改了规范性引用文件；

——修改了术语和定义；

——修改了标志图案；

——修改了印制要求。

T/DACS 015—2024

引 言

中国学生饮用奶标志系由原农业部、原国家发展计划委员会、教育部、财政部、原卫生部、原国家质量技术监督局、原国家轻工业局组成的国家学生饮用奶计划部际协调小组办公室移交给中国奶业协会。中国学生饮用奶标志依法在国家版权局登记，中国奶业协会是本标志的所有者，依法拥有标志的许可使用权。

为统一和规范中国学生饮用奶标志的印制使用，经原国家学生饮用奶计划部际协调小组审定，原农业部《关于印发中国学生饮用奶标志使用暂行管理办法及使用规范的通知》（农垦发〔2000〕7号）公布了中国学生饮用奶标志图案、《中国学生饮用奶标志使用暂行管理办法》《中国学生饮用奶标志使用规范》，之后又印发了《农业部办公厅关于学生饮用奶标志使用规范的补充通知》等有关文件。

中国奶业协会承接国家"学生饮用奶计划"推广工作后，以《国家"学生饮用奶计划"推广管理办法（试行）》附件形式发布了《中国学生饮用奶标志印制规范》，对中国学生饮用奶标志的印制使用重新进行了规定。2017年，发布T/DAC 001—2017《学生饮用奶 中国学生饮用奶标志》团体标准，进一步规范中国学生饮用奶标志的印制使用，本文件是对T/DAC 001—2017《学生饮用奶 中国学生饮用奶标志》的第一次修订。

附 录

T/DACS 015—2024

学生饮用奶　中国学生饮用奶标志

1　范围

本文件规定了在全国范围内推广学生饮用奶的统一标志图案和印制要求。

本文件适用于中国学生饮用奶标志的印制使用。

2　规范性引用文件

下列文件中的内容通过文中的规范性引用而构成本文件必不可少的条款。其中，注日期的引用文件，仅该日期对应的版本适用于本文件；不注日期的引用文件，其最新版本（包括所有的修改单）适用于本文件。

中国奶业协会公告第 62 号　国家"学生饮用奶计划"推广管理办法

3　术语和定义

下列术语和定义适用于本文件。

3.1　学生饮用奶

经中国奶业协会许可使用中国学生饮用奶标志的专供学生在校饮用的奶制品。

［来源：国家"学生饮用奶计划"推广管理办法］

3.2　中国学生饮用奶标志

经原国家学生饮用奶计划部际协调小组审定、原农业部公布，用以标识在学校推广的学生饮用奶的专用标志。

中国奶业协会是中国学生饮用奶标志的所有者，依法拥有标志的许可使用权。

4　标志图案

中国学生饮用奶标志（简称"学字标"）是由示意奶滴上的"学"字图形、"中国学生饮用奶"和"SCHOOL MILK OF CHINA"中英文字体共同组成的圆形图案。学字标标准图案中间反白示意奶滴内的"学"字为宋体，颜色为绿色或红色，中文"中国学生饮用奶"字体为黑体（Hei Regular），英文"SCHOOL MILK OF CHINA"字体为ARIAL，学字标图案的标准色相为绿色 P0355 和红色 P0185。其图案见图 1。

T/DACS 015—2024

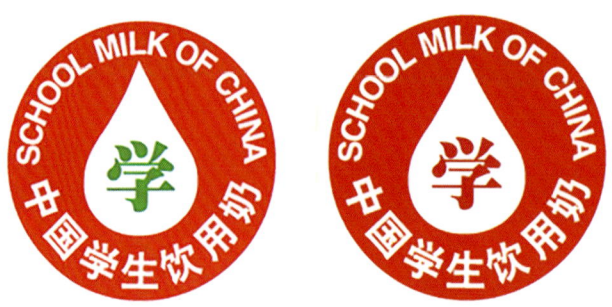

图 1 中国学生饮用奶标志图案

5 印制要求

5.1 根据包装形式和容量不同，中国学生饮用奶标志可等比例放大或缩小。

5.2 中国学生饮用奶标志应首选印制在白底色上；印制在有色材料上时，其他底色不得影响标志的标准色相。

5.3 印制中国学生饮用奶标志时，四周留出至少 2mm 的净空间，以保证标志不至于被切割到。

5.4 印制的中国学生饮用奶标志应无缺损、无遮挡，避开包装接缝、吸管口、贴吸管处等位置。

5.5 使用于砖型、枕型、屋顶型等包装时，中国学生饮用奶标志设计于包装正面的左上角；使用于方杯形或圆杯形包装时，可选择将标志设计于杯体侧面或盖贴上，设计于杯体侧面时居于上方，设计于盖贴时居于盖贴明显处；使用于其他形式包装时，应设计于包装正面明显处。见图 2、图 3、图 4。

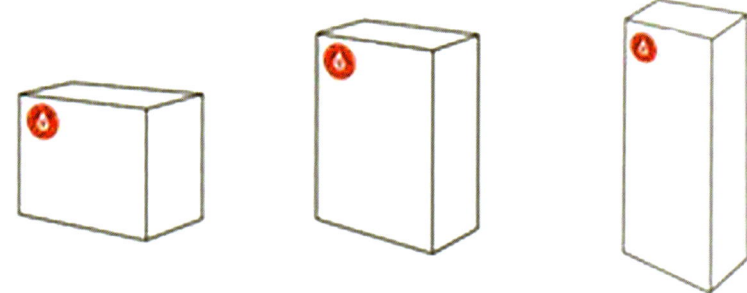

图 2 中国学生饮用奶标志在砖型包装上的位置

附 录

T/DACS 015—2024

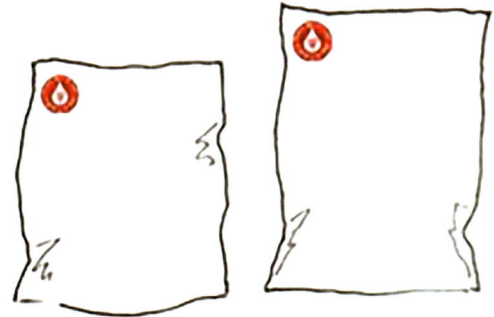

图 3　中国学生饮用奶标志在枕型包装上的位置

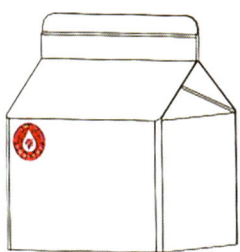

图 4　中国学生饮用奶标志在屋顶包上的位置

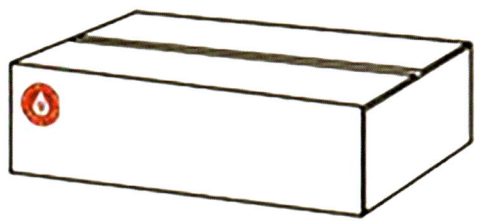

图 5　中国学生饮用奶标志在外包装箱上的位置

ICS 67.100.01
CCS X16

T/DACS

团 体 标 准

T/DACS 016—2024

学生饮用奶 纯牛奶

2024-10-14 发布

2025-03-01 实施

中国奶业协会 发 布

附 录

T/DACS 016—2024

目 次

前言 094
1 范围 095
2 规范性引用文件 095
3 术语和定义 095
4 技术要求 096
 4.1 原料要求 096
 4.2 感官要求 096
 4.3 理化指标 096
 4.4 污染物限量 096
 4.5 真菌毒素限量 096
 4.6 微生物要求 096
5 包装、标签和标识要求 096

T/DACS 016—2024

前 言

本文件按照 GB/T 1.1—2020《标准化工作导则 第 1 部分：标准化文件的结构和起草规则》的规定起草。

请注意本文件的某些内容可能涉及专利。本文件的发布机构不承担识别专利的责任。

本文件由中国奶业协会提出并归口。

本文件起草单位：中国奶业协会、中国农业大学、中国农业科学院农产品加工研究所、中国疾病预防控制中心营养与健康所、内蒙古伊利实业集团股份有限公司、内蒙古蒙牛乳业（集团）股份有限公司、光明乳业股份有限公司、君乐宝乳业集团有限公司、新希望乳业股份有限公司。

本文件主要起草人：刘亚清、张智山、李栋、周振峰、邵明君、陈绍祜、赵伟、姚远、罗俊、毛学英、逄晓阳、张倩、巴根纳、岳晓嵩、刘振民、陆淳、胡师齐。

本文件代替 T/DAC 004—2017《学生饮用奶 纯牛奶》。

本文件与 T/DAC 004—2017《学生饮用奶 纯牛奶》相比，主要变化如下：

——修改了范围；
——修改了术语和定义；
——修改了规范性引用文件；
——修改了技术要求；
——修改了包装、标签和标识要求。

学生饮用奶　纯牛奶

1 范围

本文件规定了学生饮用奶纯牛奶的术语和定义、技术要求、包装、标签和标识要求。

本文件适用于学生饮用奶纯牛奶。

2 规范性引用文件

下列文件中的内容通过文中的规范性引用而构成本文件必不可少的条款。其中，注日期的引用文件，仅该日期对应的版本适用于本文件；不注日期的引用文件，其最新版本（包括所有的修改单）适用于本文件。

GB 25190　食品安全国家标准　灭菌乳

GB 2761　食品安全国家标准　食品中真菌毒素限量

GB 2762　食品安全国家标准　食品中污染物限量

GB 4789.26　食品安全国家标准　食品微生物学检验　商业无菌检验

GB 5009.5　食品安全国家标准　食品中蛋白质的测定

GB 5009.6　食品安全国家标准　食品中脂肪的测定

T/DACS 015　学生饮用奶　中国学生饮用奶标志

T/DAC 003　学生饮用奶　生牛乳

3 术语和定义

下列术语和定义适用于本文件。

3.1 学生饮用奶

经中国奶业协会许可使用中国学生饮用奶标志的专供学生在校饮用的奶制品。

［来源：国家"学生饮用奶计划"推广管理办法］

3.1.1 学生饮用奶纯牛奶

仅以生牛乳为原料，采用超高温瞬时灭菌工艺，经无菌灌装等工序制成的学生饮用奶产品。

T/DACS 016—2024

4 技术要求

4.1 原料要求

生牛乳应符合《学生饮用奶 生牛乳》团体标准的规定，不使用、不添加复原乳。

4.2 感官要求

感官要求应符合 GB 25190 的相关规定。

4.3 理化指标

脂肪和蛋白质指标应符合表 1 的规定，其他理化指标应符合 GB 25190 的相关规定。

表 1 理化指标

项目	指标	检验方法
脂肪 [a]/(g/100g)	≥ 3.6	GB 5009.6
蛋白质 /(g/100g)	≥ 3.0	GB 5009.5

[a] 仅适用于全脂产品

4.4 污染物限量

污染物限量应符合 GB 2762 的规定。

4.5 真菌毒素限量

真菌毒素限量应符合 GB 2761 的规定。

4.6 微生物要求

应符合商业无菌的要求，按 GB 4789.26 规定的方法检验。

5 包装、标签和标识要求

5.1 产品采用无菌包装材料包装，单件净规格为 125 mL、200 mL、250 mL。

5.2 中国学生饮用奶标志印制应符合 T/DACS 015 的规定。

5.3 应在产品包装主要展示面上标识"学生饮用奶"，文字字体和大小可根据包装设计需要变化。

5.4 产品标签应标明中国学生饮用奶标志许可使用证书编号，标注在相应的生产企业（工厂）名称之后。

5.5 "纯牛奶"的标注应符合 GB 25190 的相关规定。

ICS 67.100.10
CCS X16

T/DACS

团 体 标 准

T/DACS 017—2024

学生饮用奶　灭菌调制乳

2024 - 10 - 14 发布　　　　　　　　　　　　　　　2025 - 03 - 01 实施

中国奶业协会　　发 布

T/DACS 017—2024

目 次

前言 099
1 范围 100
2 规范性引用文件 100
3 术语和定义 100
4 技术要求 101
　4.1 原料要求 101
　4.2 感官要求 101
　4.3 理化指标 101
　4.4 污染物限量 101
　4.5 真菌毒素限量 101
　4.6 微生物要求 101
　4.7 食品添加剂 101
5 包装、标签和标识要求 101

前 言

本文件按照 GB/T 1.1—2020《标准化工作导则 第 1 部分：标准化文件的结构和起草规则》的规定起草。

请注意本文件的某些内容可能涉及专利。本文件的发布机构不承担识别专利的责任。

本文件由中国奶业协会提出并归口。

本文件起草单位：中国奶业协会、中国农业大学、中国农业科学院农产品加工研究所、中国疾病预防控制中心营养与健康所、内蒙古伊利实业集团股份有限公司、内蒙古蒙牛乳业（集团）股份有限公司、光明乳业股份有限公司、君乐宝乳业集团有限公司、新希望乳业股份有限公司。

本文件主要起草人：刘亚清、张智山、李栋、周振峰、邵明君、陈绍祜、赵伟、姚远、罗俊、毛学英、逄晓阳、张倩、巴根纳、张永霞、刘振民、康志远、王亚利。

本文件代替 T/DAC 005—2017《学生饮用奶 灭菌调制乳》。

本文件与 T/DAC 005—2017《学生饮用奶 灭菌调制乳》相比，主要变化如下：

——修改了范围；

——修改了规范性引用文件；

——修改了术语和定义；

——修改了技术要求；

——修改了包装、标签和标识要求。

T/DACS 017—2024

学生饮用奶　灭菌调制乳

1　范围

本文件规定了学生饮用奶灭菌调制乳的术语和定义、技术要求、包装、标签和标识要求。

本文件适用于学生饮用奶灭菌调制乳。

2　规范性引用文件

下列文件中的内容通过文中的规范性引用而构成本文件必不可少的条款。其中，注日期的引用文件，仅该日期对应的版本适用于本文件；不注日期的引用文件，其最新版本（包括所有的修改单）适用于本文件。

GB 25191　食品安全国家标准　调制乳

GB 2760　食品安全国家标准　食品添加剂使用标准

GB 2761　食品安全国家标准　食品中真菌毒素限量

GB 2762　食品安全国家标准　食品中污染物限量

GB 4789.26　食品安全国家标准　食品微生物学检验　商业无菌检验

GB 5009.5　食品安全国家标准　食品中蛋白质的测定

GB 5009.6　食品安全国家标准　食品中脂肪的测定

T/DACS 015　学生饮用奶　中国学生饮用奶标志

T/DACS 016　学生饮用奶　纯牛奶

T/DAC 003　学生饮用奶　生牛乳

3　术语和定义

下列术语和定义适用于本文件。

3.1　学生饮用奶

经中国奶业协会许可使用中国学生饮用奶标志的专供学生在校饮用的奶制品。

［来源：国家"学生饮用奶计划"推广管理办法］

3.1.1　学生饮用奶　灭菌调制乳

以不低于 90% 的生牛乳为主要原料，采用超高温瞬时灭菌工艺，经无菌灌装等工序制成的学生饮用奶产品。

附 录

T/DACS 017—2024

4 技术要求

4.1 原料要求

4.1.1 生牛乳：应符合《学生饮用奶 生牛乳》团体标准的规定，不使用、不添加复原乳。

4.1.2 其他原料：应符合相应的安全标准和/或有关规定，避免使用可能对儿童健康产生不良影响的原料。

4.2 感官要求

感官要求应符合 GB 25191 的相关规定。

4.3 理化指标

脂肪和蛋白质指标应符合表 1 的规定，其他理化指标应符合 GB 25191 的相关规定。

表 1 理化指标

项目	指标	检验方法
脂肪 [a]/(g/100g)	≥ 3.2	GB 5009.6
蛋白质 /(g/100g)	≥ 2.7	GB 5009.5

[a] 仅适用于全脂产品。

4.4 污染物限量

污染物限量应符合 GB 2762 的规定。

4.5 真菌毒素限量

真菌毒素限量应符合 GB 2761 的规定。

4.6 微生物要求

应符合商业无菌的要求，按 GB 4789.26 规定的方法检验。

4.7 食品添加剂

不使用营养强化剂，其他食品添加剂在使用时应具有工艺必要性，应符合 GB 2760 的规定。

5 包装、标签和标识要求

5.1 产品采用无菌包装材料包装，单件净规格为 125 mL、200 mL、250 mL。

5.2 中国学生饮用奶标志印制应符合 T/DACS 015 的规定。

T/DACS 017—2024

5.3 应在产品包装主要展示面上标识"学生饮用奶",文字字体和大小可根据包装设计需要变化。

5.4 产品标签应标明中国学生饮用奶标志许可使用证书编号,标注在相应的生产企业(工厂)名称之后。

国家"学生饮用奶计划"推广规划

(2021—2025年)

为贯彻落实《健康中国行动（2019—2030年）》《国务院办公厅关于推进奶业振兴保障乳品质量安全的意见》精神，"大力推广国家学生饮用奶计划，增加产品种类，保障质量安全，扩大覆盖范围"，依据原《农业部、国家发展和改革委员会、教育部、财政部、国家卫生和计划生育委员会、国家质量监督检验检疫总局、国家食品药品监督管理总局关于调整学生饮用奶计划推广工作方式的通知》要求，国家"学生饮用奶计划"推广工作已整体移交中国奶业协会。为充分发挥社会力量和市场机制作用，明确推广工作目标和主要任务，形成工作合力，努力取得新成效，制定本规划。

一、推广现状

（一）基本情况

奶业是健康中国、强壮民族不可或缺的产业。国家"学生饮用奶计划"于2000年由原农业部、教育部等七部门联合启动实施，是我国第一个由中央政府批准并组织实施的全国性的中小学生营养改善计划。自2013年中国奶业协会承接国家"学生饮用奶计划"的推广工作以来，在农业农村部、教育部等有关部门指导和支持下，在各地方工作机构、实施学校和学生饮用奶生产企业的共同努力下，国家"学生饮用奶计划"积极稳妥推进，取得显著成效。**一是生产能力跃上新台阶**。目前全国在册学生饮用奶生产企业123家，隶属73家集团公司，日处理生鲜乳总能力5万多吨。备案学生饮用奶奶源基地354家，泌乳牛总存栏40多万头，日均供应生鲜乳12000多吨。**二是供应水平得到新提升**。全国学生饮用奶在校日均供应量从2001年的50万份，增长到2019—2020学年的2130万份，惠及2600万名中小学生，从最初的京、津、沪、穗、沈5个试点城市覆盖到全国31个省（自治区、直辖市）的63000多所学校。**三是推广管理迈出新步伐**。健全推广管理办法，强化准入门槛；制定产品团体标准，对标国家标准，对接国际标准，推广管理工作有法可依、有标可循。国家"学生饮用奶计划"的顺利实施，对改善和提高我国中小学生营养健康水平，促进乳品消费和奶业振兴起到了积极作用。

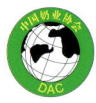

（二）面临的机遇与挑战

全球60多个国家推广学生饮用奶，超过1.6亿儿童受益，是世界公认的改善和提高学生营养健康和身体素质的重要途径。实施国家"学生饮用奶计划"是一项关系国家、民族根本利益的长远大计，是一项必须长期坚持下去的重要战略计划。当前，"健康中国"已上升为国家战略，未来政策和资源必定会向大健康领域倾斜。我国儿童营养不良状况尚未根本解决，学生饮用奶营养改善作用举足轻重。与此同时，我国奶业素质全面提升，政府营养改善补贴政策利好，为加大学生饮用奶计划推广力度、扩大学生饮用奶计划覆盖人群奠定基础。我们要抓住发展机遇、战胜困难挑战，完成历史赋予我们的重要使命。

一杯牛奶强壮一个民族，国家"学生饮用奶计划"实施20年取得了预期的良好效果，但是仍面临许多不容忽视的困难和问题，主要挑战包括以下几个方面：**一是受益学生普及率不够高**。2019年国家"学生饮用奶计划"受益中小学生普及率仅为17%，相比瑞典普及率95%、日本90%以上、美国80%以上，仍有较大差距。**二是产品种类不够丰富**。随着新时期学生对营养需求和膳食多样性的日益提高，当前的学生饮用奶产品种类已经无法满足实际需求。**三是与其他营养改善计划衔接不紧密**。特别是与"农村义务教育学生营养改善计划"没有深层次衔接，仅有约三分之一的享受"营养改善计划"的贫困地区学生能在学校喝到学生饮用奶。**四是存在违规使用标志行为**。供应学生饮用奶存在仿冒或使用近似中国学生饮用奶标志的行为，影响认知度和信誉度。

二、总体要求

（一）指导思想

全面贯彻党的十九大和十九届二中、三中、四中、五中全会精神，以习近平新时代中国特色社会主义思想为指导，认真落实党中央、国务院决策部署，坚定不移贯彻新发展理念，坚持稳中求进工作总基调，按照高质量发展的要求，以满足学生日益增长的营养需要、不断提高学生营养健康水平和健康素养为根本目的，构建更为完善的学生饮用奶推广管理体系，创新更为适合我国国情的学生饮用奶推广模式，促进奶业全面振兴，践行健康中国战略。

（二）基本原则

1. 市场机制运作与相关部门支持相结合。在政府及相关部门的大力支持和指导下，中国奶业协会引导推动，实行市场机制运作，团结调动各有关方面力量，遵循"安全第一、质量至上、严格准入、有序竞争、规范管理、积极推进"的原则，推进国家"学生饮用奶计划"的实施。

2. 坚持服务学生为中心。坚持以改善学生营养健康水平为宗旨，坚持以学生为服务主体，始终做到推广最终为了学生，增强学生身体素质，满足新时期学生营养健康需求。

3. 坚持新发展理念。 把新发展理念贯穿推广全过程，构建新推广格局，推动质量变革、效率变革、动力变革，实现更高质量、更有效率、更可持续的推广。

4. 坚持创新驱动。 把创新作为推广的战略支撑，重视专家技术支撑，推进运行机制改革，完善管理体系，创新推广模式，推动多途径入校，多方式饮用，多元化合作。

5. 坚持系统观念。 加强前瞻性思考、全局性谋划、战略性布局、整体性推进，坚持把质量安全放在首位，实现奶源基地、生产加工、质量管理、配送服务、校内操作、宣传教育相统一。

（三）总体目标

到 2025 年，国家"学生饮用奶计划"推广取得明显进展，政策法规更加完善，运行机制更为高效，质量安全显著提升，入校操作更加规范，供应能力明显增强，覆盖范围不断扩大，社会影响力进一步提升，学生身体素质和营养健康水平得到有效提高和改善。

国家"学生饮用奶计划"推广目标

主要指标	年份	
	2020 年	2025 年
覆盖学生人数*（万人）	2600	3500
日均供应量*（万份）	2130	3200
生产企业数量（个）	123	180
奶源基地（个）	354	450
产品种类	超高温灭菌乳、灭菌调制乳	超高温灭菌乳、灭菌调制乳、巴氏杀菌乳、发酵乳和再制干酪
抽检合格率	—	≥ 99%

注：覆盖学生人数和日均供应量两个指标的数值是指 2019—2020 学年和 2024—2025 学年。

三、主要任务

国家"学生饮用奶计划"推广工作是一项功在当代、利在千秋的事业，需要各有关方面给予大力支持和积极配合。

（一）强化质量安全意识

积极配合质量安全监管部门，加强学生饮用奶原料奶和产品的监督检验。倡导学生饮用奶生产企业要严把原料关、加工关和运输关。督促和指导企业建立质量安全追溯体系，落实企业主体责任。

（二）增加产品种类

科学、合理、稳妥推进增加学生饮用奶产品种类工作，新增巴氏杀菌乳、发酵乳和再制干酪。在实施调整前先行试点，确定试点范围，制定试点管理规范和试点产品团体标准，积极有序组织开展试点运作。通过试点，总结可复制、可扩大的经验和做法，保障新增产品推广的安全性和规范性，加大在未覆盖区域的推广力度。

（三）加强信息化建设

完善国家"学生饮用奶计划"推广管理信息系统，优化学生饮用奶生产企业注册程序、学生饮用奶奶源基地备案程序、学生饮用奶生产供应数据统计等功能，适时增加开放注册时段，提高推广管理效率。

（四）强化业务培训

加大对国家有关法律法规、产业政策以及国家"学生饮奶计划"有关规章制度和标准的宣贯力度，定期或不定期组织开展营养健康、校内操作、应急处理等方面的培训，提升业务能力和管理水平。

（五）严格标志使用管理

未经许可使用中国学生饮用奶标志的行为，存在安全隐患的依法追究其法律责任。对不按照要求使用标志的行为，记入学生饮用奶生产企业考核档案，情节严重的将取消其使用资格。

（六）规范注册管理

完善学生饮用奶生产企业的注册管理程序，明确材料审核、现场评估和综合评定的要求和重点，规范流程，进一步提高报送和注册管理水平。

（七）完善规章制度

根据新形势、新要求修订《国家"学生饮用奶计划"推广管理办法》，制定或完善应急管理预案，修订产品团体标准，完善奶源基地、生产加工、质量管理、配送服务、校内操作、退出机制等管理规章制度。

（八）加强科技合作

全面系统开展战略研究，科学指导推广管理。加强与有关高校和科研院所及企业开展科技合作，开展学生饮用奶品质和营养评价、风险评估、青少年营养健康、学生饮奶效果评价、乳品产业发展等方面的课题研究和项目合作。

（九）加强宣传教育

多渠道、多方式促进学生饮用奶推广，加大宣传力度，创新宣传手段，联合有关机构、企业，结合食品安全周、世界牛奶日、世界学生奶日等重要节点组织专题宣传活动。发挥学生饮用奶生产企业主体作用，鼓励企业开展宣传活动，开展营养科普、食育教育、工厂参观等，展示奶业行业及企业良好形象，开拓培育学生饮用奶市场。

（十）动员社会力量

联合营养机构、教育机构、基金会等其他组织，合力推动学生营养立法进程，推动国家"学生饮用奶计划"与"农村义务教育学生营养改善计划"等项目深度衔接，互相促进。鼓励和引导社会各界力量参与推广活动。

（十一）扩大国际交流

实施更大范围、更宽领域、更深层次的国际交流合作。加强与相关国际组织的沟通联络，积极参与国际交流活动，相互学习借鉴国际有关政策法规、标准规范、推广模式和先进经验等，实现互利共赢。

四、保障措施

（一）加强组织领导

充分发挥政府主管部门在支持指导和监督管理等方面的重要作用，学生饮用奶统一纳入政府相关职能部门乳品生产和质量统一监督管理。中国奶业协会负责全国的推广管理服务，各地方工作机构负责本辖区的推广协调服务。加大工作力度，强化协同配合，推动落实相关政策。

（二）发挥市场机制作用

充分发挥市场在资源配置中的决定性作用，强化学生饮用奶企业市场主体作用，推动各类市场主体参与服务供给，鼓励生产企业之间公平有序竞争，防止恶性竞标，充分发挥生产企业的主观能动性，优化资源配置，增强发展活力。

（三）强化科技支撑

依托科研院所、高校和科技企业，完善学生饮用奶推广专家顾问队伍，充分发挥专家团队在政策完善、标准制修订、培训、评估、危机应对等方面的技术支撑作用。

（四）积极争取经费支持

积极向有关管理部门申请政府购买服务或专项经费支持。调动学生饮用奶生产企业及相关单位积极性，在资金、技术、设备以及培训等方面提供支持服务，广泛动员社会力量参与推广实施，努力取得国家"学生饮用奶计划"推广新成效。

中国奶业协会文件

中奶协发〔2022〕26号

中国奶业协会关于积极申报国家"学生饮用奶计划"新增产品种类及规范推广管理工作的通知

各省、自治区、直辖市奶业协会，各有关奶牛养殖和乳品加工企业，中国奶业20强及观察员企业：

2000年，我国启动实施国家"学生饮用奶计划"。2013年，国务院七部门将国家"学生饮用奶计划"推广工作移交中国奶业协会，在农业农村部及有关部门的精心指导下，中国奶业协会会同各地方学生饮用奶推广机构，积极组织有关企业推广学生饮用奶进校园工作，2020—2021学年全国学生饮用奶在校日均供应量2500余万份，是历史最高水平。

中国奶业协会认真贯彻落实国务院办公厅关于推进奶业振兴的意见精神，自2020年开始组织开展国家学生饮用奶扩大产品种类试点工作，在各地方推广机构和相关企业的大力支持与配合下,试点工作进展顺利,并取得阶段性成果,为进一步强化推广国家"学生饮用奶计划"工作奠定了坚实基础。为贯彻落实好《国务院办公厅关于推进奶业振兴保障乳品质量安全的意见》精神,切实做好国家"学生饮用奶计划"新增产品种类申报及规范推广管理工作,现通知如下:

一、积极做好国家学生饮用奶新品申报工作。严格按照《国家"学生饮用奶计划"推广管理办法》要求,各地方学生饮用奶推广机构应积极为相关企业做好服务,组织做好新增学生饮用奶产品种类申报工作。申请人通过国家学生饮用奶计划网(网址:https://www.schoolmilk.cn)进入"中国学生饮用奶标志许可使用申请系统"填报申请材料,具体要求参考《中国学生饮用奶标志许可使用申请材料要求》(见附件)。

二、严格执行各项规定标准。严格落实工信部乳制品加工企业日处理生鲜乳能力(两班)须达到 200 吨及以上的要求,一旦有新的政策文件出台,我们将及时修订推广管理办法并通知你们。严格落实《国家"学生饮用奶计划"推广管理办法》关于学生饮用奶奶源基地管理和乳品企业质量安全管理等要求。

三、全国统一推广"中国学生饮用奶标志"使用。在各地方工作机构和相关企业大力支持与积极配合下,国家"学生饮用奶计划"推广产品种类已经扩大，中国奶业协会开始受理在新增学生饮用奶产品种类（巴氏杀菌乳和发酵乳）上使用中国学生饮用奶标志的申请。各地方工作机构不可再另行制定有关推广管理规定和标准，统一推进国家"学生饮用奶计划"实施，统一推广"中国学生饮用奶标志"使用。

四、严格落实国家有关收费管理规定。 各地方工作机构应严格按照《国务院办公厅关于进一步规范行业协会商会收费的通知》（国办发〔2020〕21号）等文件要求，规范收费管理，严禁利用法定职责和行政机关委托、授权事项违规收费，开展中国学生饮用奶标志许可使用工作不收取企业费用。

五、共同维护好国家"学生饮用奶计划"良好声誉。 国家"学生饮用奶计划"的实施，是基于对我国奶业生产水平显著提高的深刻把握，是基于对国际学生营养改善潮流的深刻洞察，是基于对儿童青少年营养健康需求的深刻体悟。目前全国120多个乳制品加工企业使用"中国学生饮用奶标志"，可谓一荣俱荣，一损俱损。要严格按照《国家"学生饮用奶计划"推广管理办法》要求，不得仿冒或使用近似中国学生饮用奶标志，否则中国奶业协会有权依法追究其法律责任。

六、及时反馈推广国家"学生饮用奶计划"工作中有

关问题。 为争取国家"学生用奶计划"推广工作不断取得新的成效，各地在推广工作中如遇到有关问题，请及时与中国奶业协会乳品工业发展部联系，我们将努力做好有关服务工作。

附件：《中国学生饮用奶标志许可使用申请材料要求》

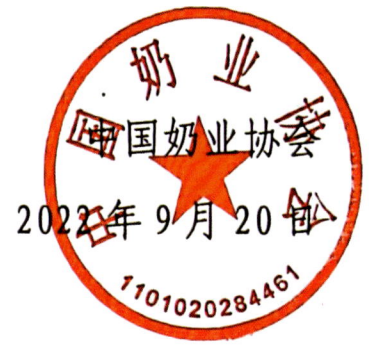

抄送：农业农村部畜牧兽医局，工业和信息化部消费品工业司，国家市场监管总局食品生产安全监督管理司

中国奶业协会文件

中奶协发〔2025〕26号

中国奶业协会关于进一步加强国家"学生饮用奶计划"推广管理的通知

各省（自治区、直辖市）学生饮用奶工作机构（奶业协会）、各学生饮用奶生产企业：

为进一步规范学生饮用奶生产企业推广行为，充分发挥各地方学生饮用奶计划工作机构的职能作用，确保国家"学生饮用奶计划"高质量实施，现就有关事项通知如下：

一、切实强化服务意识，落实推广责任

各省级学生饮用奶推广机构应做好本辖区学生饮用奶推广服务工作。务必提高政治站位，强化责任担当，严格依照《国家"学生饮用奶计划"推广管理办法》及相关规定，切实履行好服务企业保障生产供应、规范推广行为的职责，确保国家"学生饮用奶计划"在本辖区规范、有序、健康实施。

二、建立推广工作预案，防范安全风险

各省级学生饮用奶计划工作机构应建立健全对本辖区内学生饮用奶生产企业推广行为的日常监督机制，及时发现和制止违规推广苗头，防范各种安全风险。要设立并公布监督举报电话或邮箱，畅通反馈渠道，对于接收到的各类投诉与举报线索，要迅速响应、认真核查、及时处理，建立动态监管台账，实现问题追溯与闭环管理。

三、规范市场推广行为，严禁违规销售

各省级学生饮用奶计划工作机构要加强对本辖区内学生饮用奶生产企业市场推广活动的指导与管理。学生饮用奶推广活动核心应聚焦于普及营养健康知识、深入宣传国家"学生饮用奶计划"的公益属性和重要意义，科学引导学校师生及家长正确认识学生饮用奶的价值。严禁企业借推广之名进行任何形式的虚假宣传、违规销售以及其他不正当竞争。

四、严肃处理违规行为，落实退出机制

各省级学生饮用奶计划工作机构应及时向国家"学生饮用奶计划"领导小组办公室通报本辖区内的学生饮用奶生产企业违法违规情况。对于违反《中华人民共和国食品安全法》《乳品质量安全监督管理条例》《中华人民共和国民法典》等法律法规的，除依法依规接受相应行政处罚外，中国奶业协会将应视其情节轻重给予警告、责令停止生产供应学生饮用奶并整改

或撤销其中国学生饮用奶标志使用资格等处罚，并向社会公开曝光。

五、健全协同联动机制，形成监管合力

各省级学生饮用奶计划工作机构应主动加强与本辖区内教育、市场监管、卫生健康、农业农村等相关政府主管部门的沟通协调，建立信息共享、情况通报等工作机制，对于涉及食品安全重大风险、恶性不正当竞争等超越本机构职责范围的违法违规行为，应及时通报或移送相关主管部门依法处理，形成齐抓共管的良好局面，共同维护国家"学生饮用奶计划"的良好声誉。

六、严格遵守法律规章标准，主动接受指导监管

各学生饮用奶生产企业严格遵守《中华人民共和国食品安全法》《中华人民共和国食品安全法实施条例》《国家"学生饮用奶计划"推广管理办法》以及学生饮用奶系列团体标准等法律、法规、规章和标准的规定，保障学生饮用奶质量安全。要加强学生饮用奶宣传推广，努力扩大学生饮用奶推广范围和数量，规范、公平、公正开展学生饮用奶推广。要主动接受各级学生饮用奶推广管理工作机构的指导、监督和管理。

各省（自治区、直辖市）学生饮用奶工作机构应高度重视，切实履行职能责任，结合实际情况，对本辖区内学生饮用奶生产企业做到监管到位、措施有力，确保本通知要求落到实处。请各省（自治区、直辖市）学生饮用奶工作机构将贯彻落实意见于 6 月 30 日前报送给我会。

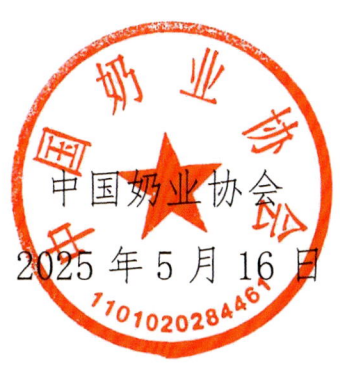

中国奶业协会

2025 年 5 月 16 日

国家"学生饮用奶计划"大事记

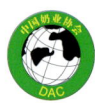

国家"学生饮用奶计划"推广公报（2025）

- **2000 年——国家"学生饮用奶计划"在全国范围正式启动**

2000 年 11 月 15 日，原农业部、中共中央宣传部、原国家发展计划委员会、教育部、原卫生部、财政部、原国家质量技术监督局、原国家轻工业局和国家食物与营养咨询委员会在人民大会堂联合召开实施国家"学生饮用奶计划"新闻发布会，宣布国家"学生饮用奶计划"正式启动。

- **2001 年——成立国家学生饮用奶计划专家委员会，制定学生饮用奶定点生产企业认定办法**

2001 年 1 月 5 日，原农业部、教育部、原国家质量技术监督局、原国家轻工业局联合发布《关于印发〈学生饮用奶定点生产企业申报认定暂行办法〉的通知》。4 月 5 日，由相关专业的著名专家组成的"学生饮用奶计划"专家委员会成立，开展学生饮用奶定点企业评审工作。5 月 18 日，北京三元食品股份有限公司等 7 家企业成为首批学生饮用奶定点生产企业。

- **2001 年——第二届亚太地区学生饮用奶会议在上海召开**

2001 年 11 月 20—22 日，在原农业部和联合国粮食及农业组织支持下，由上海市农业农村委员会、亚太地区奶业协会、中国奶业协会和中国乳制品工业协会主办的第二届亚太地区学生饮用奶会议在上海召开，来自世界各地的 380 多名代表出席，为中国发展学生饮用奶带来丰富的国际经验。

- **2002 年——国家"学生饮用奶计划"全面铺开**

2002 年 2—5 月，蒙牛、伊利等 41 家企业被正式认定为学生饮用奶定点生产企业，5 月 20 日在《人民日报》进行了公告。至此，全国学生饮用奶定点生产企业增加到 48 家。

- **2003 年——启动学生奶奶源升级计划，加强源头质量管理**

2003 年 7 月 9 日，由原国家"学生饮用奶计划"部际协调小组办公室组织实施的"学生奶奶源升级计划"正式启动，为学生饮用奶提供充足的优质奶源和产品质量安全保证，对全国奶业生产发挥示范和辐射作用。

- **2004 年——学生饮用奶定点生产企业审批权下放到省级**

2004 年 8 月 2 日，国务院办公厅发出《国务院办公厅关于保留部分非行政许可审批项目的通知》，将"学生饮用奶定点生产企业资格认定"的"实施机关"设定为"省级以下人民政府农业、教育、质量监督行政主管部门"。

● 2005 年——第三届世界学生饮用奶大会在昆明召开

2005 年 4 月，由联合国粮食及农业组织、原国家"学生饮用奶计划"部际协调小组和云南省人民政府主办，昆明市人民政府承办的第三届国际学生饮用奶大会在昆明召开。中国学生饮用奶计划开展五年来的经验和成果获得国际同行赞许。

● 2006 年——中国牛奶爱心行动启动

2006 年 6 月 7 日，中国奶业协会、原国家"学生饮用奶计划"部际协调小组办公室、国家公众营养与发展中心、中央电视台、人民日报和蒙牛乳业集团在京联合召开新闻发布会，共同发起"每天一斤奶，强壮中国人"——蒙牛为全国 500 所贫困地区小学生免费送奶大型公益活动。蒙牛乳业将向全国贫困地区 500 所小学按照每人每天 1 包的标准，免费提供 1 年学生奶。

● 2007 年、2008 年——国家政策持续支持学生饮用奶发展

2007 年，国务院颁布《关于促进奶业持续健康发展的意见》（国发〔2007〕31 号），提出"加大国家学生饮用奶计划的推广力度，完善学生饮用奶定点生产企业扶持政策，扩大学生饮用奶覆盖范围"。

2008 年，国务院、国家发展改革委多次发文，要求通过完善学生饮用奶定点生产企业扶持政策、继续支持学生饮用奶奶源基地建设以及对贫困家庭学生进行补贴等措施，推进学生饮用奶计划发展。

● 2009 年——地方政府加大学生饮用奶计划扶持力度

新疆、重庆、陕西等省（区、市）出台相关政策，加大学生饮用奶计划扶持力度。以新疆为例，自治区政府每年出资 5810 万元用于学生饮用奶补贴。

● 2010——国家"学生饮用奶计划"实施十周年

2010 年 9 月 20 日，"国家学生饮用奶计划实施十周年论坛"在人民大会堂隆重举行。原农业部、国家发展改革委、教育部等部委和中国奶业协会等机构的领导出席了此次活动，活动上对表现突出的先进集体和个人进行了表彰。

● 2011 年——农垦"十二五"规划提出稳步实施"学生饮用奶计划"

原农业部印发《全国农垦经济和社会发展第十二个五年规划》（农垦发〔2011〕4 号），提出围绕奶牛等优势养殖业，进一步优化布局和结构，鼓励发展现代家庭牧场，推进规模养殖。稳步实施"学生饮用奶计划"，建设现代化奶源示范基地，保障学生饮

用奶质量安全。

- **2012 年——学生营养改善计划全面启动，学生饮用奶让营养餐更营养**

2011 年 10 月，为提升我国农村学生营养状况，国务院正式启动"农村义务教育学生营养改善计划"。相关落实工作于 2012 年全面铺开。学生饮用奶产品因管理规范，质量安全更有保障而成为众多地区营养餐必选食品。

- **2013 年——"学生饮用奶计划"推广工作整体移交中国奶业协会**

2013 年 9 月 5 日，原农业部、国家发展改革委、教育部、财政部、原国家卫生和计划生育委员会、原国家质量监督检验检疫总局、原国家食品药品监督管理总局联合发出《关于调整学生饮用奶计划推广工作方式的通知》，将国家"学生饮用奶计划"推广工作整体移交给中国奶业协会。

- **2014 年——《国家"学生饮用奶计划"推广管理办法（试行）》正式实施**

根据原农业部、国家发展改革委、教育部、财政部、国家卫生和计划生育委员会、国家质量监督检验检疫总局、国家食品药品监督管理总局《关于调整学生饮用奶计划推广工作方式的通知》（农垦发〔2013〕3 号）要求，中国奶业协会制定了《国家"学生饮用奶计划"推广管理办法（试行）》，从 2014 年 1 月 1 日起正式实施。

- **2015 年——开展"国家学生饮用奶计划推广示范学校"认定试点工作**

2015 年 3 月，中国学生营养与健康促进会和中国奶业协会联合启动了"国家学生饮用奶计划推广示范学校"认定试点工作，旨在促进《学生饮用奶校内运作规范》推广落实，推动国家"学生饮用奶计划"形成覆盖奶源管理、生产加工及校内运作的安全管理体系，实现从牧场到学生手中的安全。

- **2015 年——国家"学生饮用奶计划"实施十五周年，十家企业获表彰**

国家"学生饮用奶计划"实施十五周年之际，三元食品、伊利集团、蒙牛乳业、完达山乳业、光明乳业、卫岗乳业、燕塘乳业、风行牛奶、天友乳业、新希望乳业等十家企业被中国奶业协会授予"国家学生饮用奶计划推广先进企业"称号。

- **2016 年——健康中国号角吹响，学生饮用奶迎来新机遇**

2016 年 8 月，全国卫生与健康大会召开。习近平总书记发表重要讲话，要求加快健康中国建设。为贯彻落实《"健康中国 2030"规划纲要》，国务院印发并实施《国民营养计划（2017—2030年）》，将"学生营养改善行动"和"贫困地区营养干预行动"列入重大行动之中。学生饮用奶作为孩子成长的营养伙伴，将积极为健康中国建设添砖加瓦。

- **2017年——新规颁布，学生饮用奶规范化管理迈上新台阶**

2017年6月，中国奶业协会发布了修订后的《国家"学生饮用奶计划"推广管理办法》，以及《学生饮用奶 中国学生饮用奶标志》《学生饮用奶 奶源基地管理规范》《学生饮用奶 生牛乳》《学生饮用奶 纯牛奶》和《学生饮用奶 灭菌调制乳》5项学生饮用奶团体标准。

- **2017年——学生饮用奶积极参与落实"中国小康牛奶行动"**

2017年2月21日，农业部联合中国奶业协会在北京启动"中国小康牛奶行动"，旨在提振消费信心，促进国产乳制品消费。伊利、蒙牛、新希望、君乐宝、光明、三元、天友及花花牛等奶业20强企业积极参与该项行动，向贫困地区学校捐赠学生饮用奶。

- **2018年——大力推广国家"学生饮用奶计划"，助力实现奶业振兴**

2018年6月3日，国务院办公厅印发《关于推进奶业振兴保障乳品质量安全的意见》（国办发〔2018〕43号），全面部署加快奶业振兴，保障乳品质量安全工作。《意见》要求，大力推广国家"学生饮用奶计划"，增加产品种类，保障质量安全，扩大覆盖范围。

- **2019年——保障校内食品安全与营养，学生饮用奶树标杆**

在中国学生营养与健康促进会和中国奶协协会的共同推动下，在学生饮用奶定点生产企业的积极参与下，截至2019年，总计认定"国家学生饮用奶计划推广示范学校"和"国家学生饮用奶计划推广标准学校"263所。

- **2019年——增加学生饮用奶产品种类试点工作正式启动**

2019年11月，主题为"聚焦健康 创新求变 谋划未来"的国家"学生饮用奶计划"推广工作会在杭州举办，会上有关企业、机构和专家代表围绕《学生饮用奶增加产品种类试点工作方案（讨论稿）》展开座谈交流，为试点工作的组织实施出谋划策。会后中国奶业协会发布《关于增加学生饮用奶产品种类试点工作的通知》，增加学生饮用奶产品种类试点工作正式启动。各乳品企业积极申报，经审核，中国奶业协会最终确定

16家企业为增加学生饮用奶产品种类试点企业。

- **2020年——增加学生饮用奶产品种类试点工作进入试点生产阶段**

中国奶业协会联合试点牵头企业制定了《学生饮用奶 巴氏杀菌乳》（试行稿）、《学生饮用奶 发酵乳》（试行稿）以及《学生饮用奶 再制干酪》（试行稿），发布了《增加学生饮用奶产品种类试点工作管理规范》（试行），正式受理试点生产申请。

- **2020年——国家"学生饮用奶计划"实施20年活动成功举办**

2020年12月22日，国家"学生饮用奶计划"实施20周年活动在北京隆重举办。活动贯彻落实《国务院办公厅关于推进奶业振兴保障乳品质量安全的意见》《国务院关于实施健康中国行动的意见》精神，聚焦"新起点""新目标""新发展"，深入总结国家"学生饮用奶计划"实施20年的推广成效和实践经验，以规划引领创新，以创新驱动发展，谱写学生饮用奶推广工作的崭新篇章！会上对87家学生饮用奶生产企业或集团公司予以通报表扬，授予其"中国学生饮用奶—学生营养改善贡献企业"荣誉称号。

- **2020年——《国家"学生饮用奶计划"推广规划（2021—2025年）》发布**

2020年12月22日，《国家"学生饮用奶计划"推广规划（2021—2025年）》在国家"学生饮用奶计划"实施20周年活动上隆重发布。《规划》以市场机制运作与相关部门支持相结合、坚持服务学生为中心，坚持新发展理念、坚持创新驱动、坚持系统观念为基本原则，明确了2021—2025年的努力方向和工作目标。

- **2021年——增加学生饮用奶产品种类试点运作稳妥推进**

中国奶业协会依据试点产品团体标准和试点管理规范，对拟生产试点产品的工厂逐家进行资质核查，资质核查合格后许可企业在试点城市生产供应学生饮用奶试点产品。截至2021年底，共有5批次15家企业的30家工厂获准生产供应学生饮用奶试点产品。

- **2022年——增加学生饮用奶产品种类试点工作圆满结束**

随着2021—2022学年秋季学期结束，增加学生饮用奶产品种类试点工作圆满完成。试点范围覆盖河北、山东、广东等11个省35个地级市，试点推广学校2135所（含部分幼儿园），学生人数近百万人。试点工作的开展，为试点地区学生提供了更加营养、口味更加丰富的产品选择，提高了饮奶积极性，提升了学生奶征订率，进一步促进了国家"学生饮用奶计划"推广。

- **2022 年——修订管理办法，正式增加学生饮用奶产品种类**

2022 年 5 月 6 日，中国奶业协会发布了再次修订的《国家"学生饮用奶计划"推广管理办法》，同时发布了《学生饮用奶　巴氏杀菌乳》《学生饮用奶　发酵乳》《学生饮用奶　入校操作规范》3 项学生饮用奶团体标准，巴氏杀菌乳和发酵乳正式纳入学生饮用奶产品阵列。团体标准对新增产品的加工工艺、营养指标、糖类及添加剂使用等方面做了特殊要求，旨在为学生提供更多种类营养、健康、美味的学生饮用奶产品。

- **2023 年——修订《学生饮用奶　中国学生饮用奶标志》等 3 项团体标准**

2023 年，中国奶业协会启动《学生饮用奶　中国学生饮用奶标志》《学生饮用奶　纯牛奶》《学生饮用奶　灭菌调制乳》3 项团体标准的修订工作，目前已公布标准征求意见稿，面向社会广泛征求意见。

- **2023 年——2023 国家"学生饮用奶计划"工作会议在海南召开**

2023 年 12 月 6 日，国家"学生饮用奶计划"工作会议在海南省海口市召开，会议总结了近年来国家"学生饮用奶计划"推广成效和实施经验，安排部署了下一步重点工作。地方政府、推广学校、省学生饮用奶工作机构及生产企业代表分享交流了推广经验做法。会上还发布了《国家"学生饮用奶计划"推广公报（2023）》。

- **2024 年——升级《学生饮用奶　中国学生饮用奶标志》等 3 项团体标准**

2024 年 10 月 14 日，中国奶业协会发布修订后的《学生饮用奶　中国学生饮用奶标志》《学生饮用奶　纯牛奶》《学生饮奶　灭菌调制乳》3 项团体标准，进一步完善了产品包装、标签及中国学生饮用奶标志使用等要求，将灭菌调制乳中生牛乳使用量由不低于 80% 提高至不低于 90%，同时相应提高了产品理化指标要求，强调灭菌调制乳应避免使用可能对儿童健康产生不良影响的原料，不应使用营养强化剂，其他食品添加剂在使用时应具有工艺必要性。

- **2025 年——进一步加强国家"学生饮用奶计划"推广管理**

2025 年 5 月 16 日，中国奶业协会发出《关于进一步加强国家"学生饮用奶计划"推广管理的通知》，充分发挥各地方"学生饮用奶计划"工作机构的职能作用，进一步规范学生饮用奶生产企业推广行为，确保国家"学生饮用奶计划"高质量实施。